最新
医学図解
Medical Illustrations

詳しくわかる
狭心症・心筋梗塞の治療と安心生活

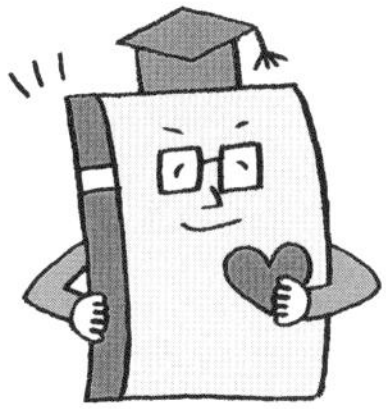

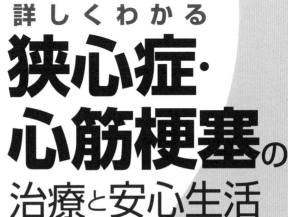

帝京大学医学部内科（循環器グループ）教授
上妻 謙 監修

主婦と生活社

はじめに

狭心症や心筋梗塞に代表される心疾患は、日本人の死亡原因として、がんに次ぐ第二位を占めています。前触れなく、ある日突然、心筋梗塞を発症して死に至ることもあります。その最大の原因である動脈硬化は、高血圧や糖尿病といった生活習慣病、加齢などによって進行します。加齢は、生活習慣病のリスクを高めるという側面もありますから、50代以降は、誰にとっても人ごとではないのです。

狭心症や心筋梗塞の治療は日々進歩しており、短期間の入院や負担の少ない手術で、心機能の低下を防ぐことが可能になっています。有効な薬もたくさん登場しています。

しかし、命が助かるかどうかは、心臓発作が起こってから、治療を受けるまでの時間がものをいいます。そのためには、狭心症・心筋梗塞の症状や、リスクを高める要因についての知識を身に付け、いざというときに正しい対応がとれるようにしましょう。

また、治療後は、生涯にわたって再発予防に取り組むことが必要です。再発を繰り返して心機能が低下すると、二度とは元に戻らないからです。患者さん自ら取り組む生活習慣の改善なくして、再発を予防することはできません。そこで本書では、心臓を守るための生活改善のポイントと、その重要性を詳しく解説しています。

ひと時も休まず働き続ける心臓は、私たちが生命を維持するために代わりのきかない臓器です。本書が、そんな心臓の健康を保ち、安心生活を送る一助になれば幸いです。

上妻　謙

最新医学図解

詳しくわかる　狭心症・心筋梗塞の治療と安心生活…もくじ

第3章 生活習慣病を改善して再発を防ぐ

第4章　突然死を防ぐ生活術

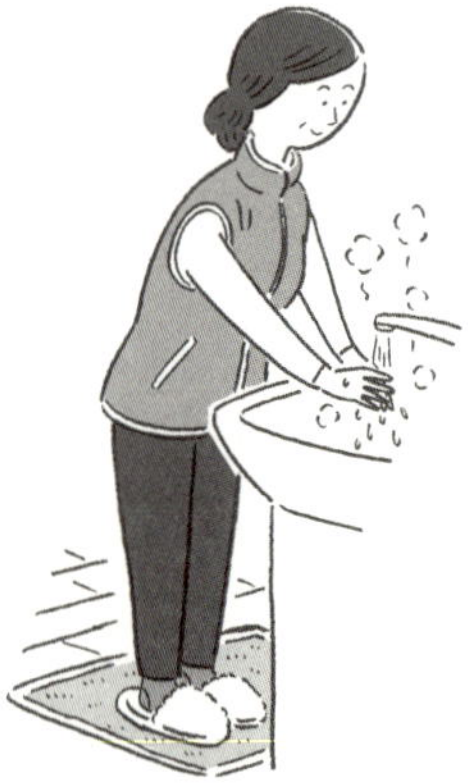

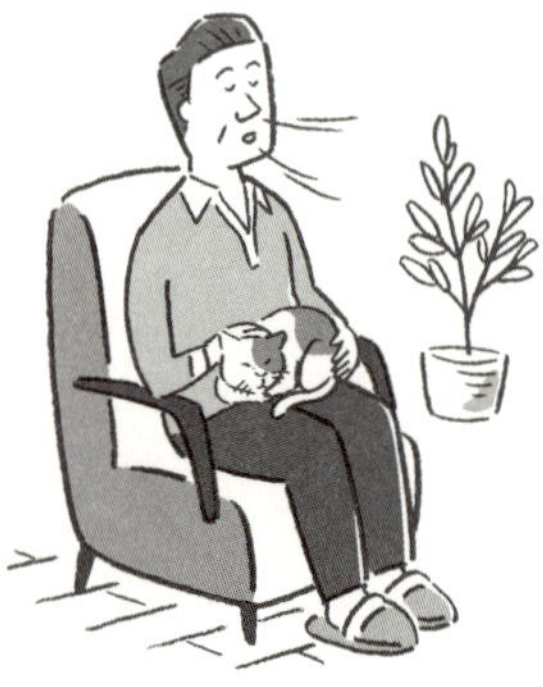

第1章

狭心症・心筋梗塞ってどんな病気？

狭心症や心筋梗塞は、心臓の血流が不足したり、途絶えたりする病気です。心臓が止まってしまうと、人間は生命を維持することができませんから、深刻な事態を招きます。狭心症・心筋梗塞の原因や症状など、基本的な知識を身に付けましょう。

心臓は体のすみずみまで血液を届けるポンプ

心臓は24時間、休まず全身へ血液を送り続ける

人間が生きていくためには、酸素や栄養が不可欠です。これらは、血液によって全身のさまざまな器官に送り届けられます。**血液を全身へくまなく送るポンプの働きをしているのが、心臓**です。一方で、血液は、不要なものを回収しながら、再び心臓に戻ってきます。

心臓は、収縮と拡張を繰り返すことで血流をつくり出しています。これを「拍動《はくどう》」といいます。心臓は24時間休まずに働き続けており、1日に約10万回も拍動します。

心臓が送り出す血液の量は、安静にしているときでも毎分5～6ℓ、激しい運動をしたときなどは20～30ℓにも達します。1日に送り出される血液の総量は約8トンになるといわれています。

心臓は筋肉のかたまり。4つの部屋で構成される

心臓は心筋層という筋肉でできています。まさに筋肉のかたまりともいうべき臓器です。

心臓の内部は、「右心房」「右心室」「左心房」「左心室」の4つの部屋に分かれています（→左図）。

右心房と右心室を「右心系」、左心房と左心室を「左心系」といいます。また、右心系と左心系の間には「中隔」と呼ばれる、心筋でできた壁があります。

4つの部屋はそれぞれ重要な太い血管とつながっています。右心房は、上半身からの血液を心臓へ戻す「上大静脈」と、下半身からの血液を心臓へ戻す「下大静脈」につながっています。右心室とつながるのは、心臓から肺へ血液を送る「肺動脈」で、左心房とつながるのは、肺から心臓へ血液を戻す「肺静脈」です。左心室は、全身へ血液を送り出す「大動脈」とつながっています。

心臓のしくみ

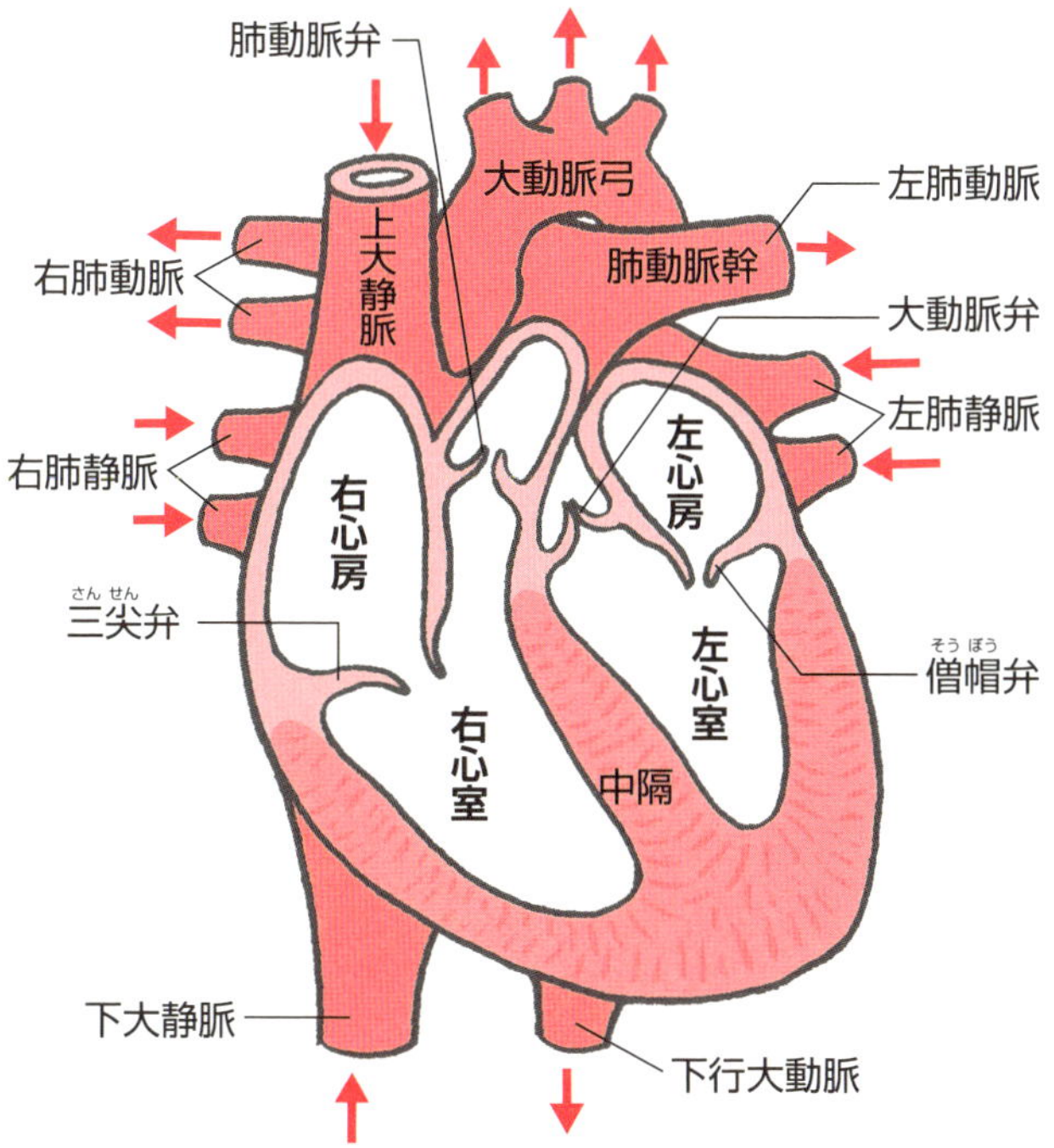

心臓の内部は、血液の逆流を防ぐ弁で4つの部屋に区切られている。酸素を多く含む血液（動脈血）は、左心房、左心室を通って全身へ送り出される。一方、全身から二酸化炭素を回収した血液（静脈血）は、右心房、右心室を経て肺へ送られる。

先生、教えて！ 緊張すると心臓がドキドキするのはどうして？

緊張したときや運動したときに心臓がドキドキするのは、自律神経の作用によるものです。これらの場面では交感神経が活発になり、全身の筋肉に酸素や栄養を大量に送り込もうとして、拍動が速くなるのです。

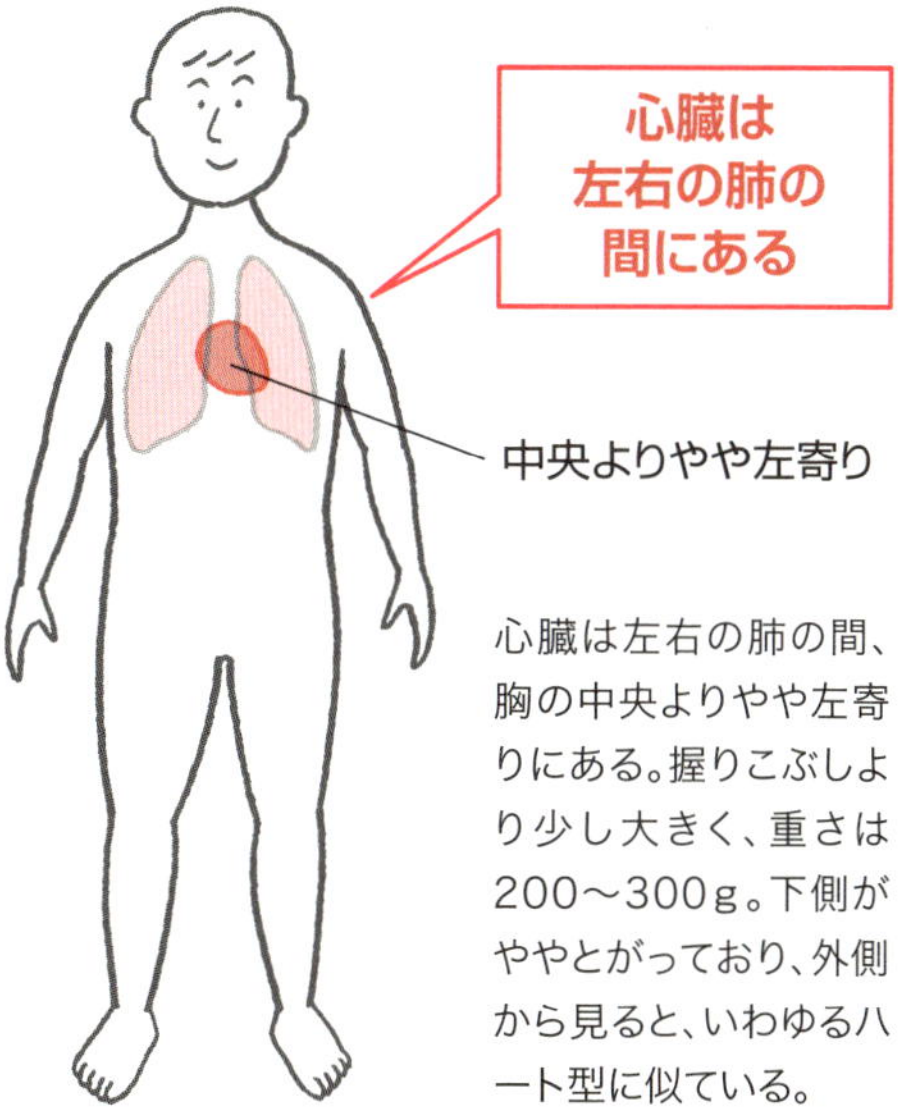

心臓は左右の肺の間、胸の中央よりやや左寄りにある。握りこぶしより少し大きく、重さは200〜300g。下側がややとがっており、外側から見ると、いわゆるハート型に似ている。

心臓から出た血液は、2つのルートに分かれる

心臓から送り出されて全身を巡り、心臓まで戻ってきた血液は、再び全身へと送られる前に、肺へのルートに回ります。全身から回収してきた二酸化炭素と、呼吸により取り込んだ酸素を入れ替える、「ガス交換」を行うためです。この流れを**「肺循環《はいじゅんかん》」**といいます。

肺でのガス交換が済んだ血液は左心室へ運ばれ、大動脈へと一気に押し出されます。大動脈は枝分かれしながら、最終的には体中に張り巡らされた毛細血管となります。毛細血管は壁が薄くなっており、血液中の酸素や、消化器から取り込んだ栄養を周りの細胞に供給し、二酸化炭素や老廃物を回収

心臓から送られる血液のルート

肺へ送られる

肺循環（小循環）

肺循環は、右心室から押し出された血液が、肺動脈、肺静脈を経て左心房に戻ってくるルート。肺の中の肺胞という組織と、血液との間で二酸化炭素と酸素の入れ替えを行う。これを外呼吸という。

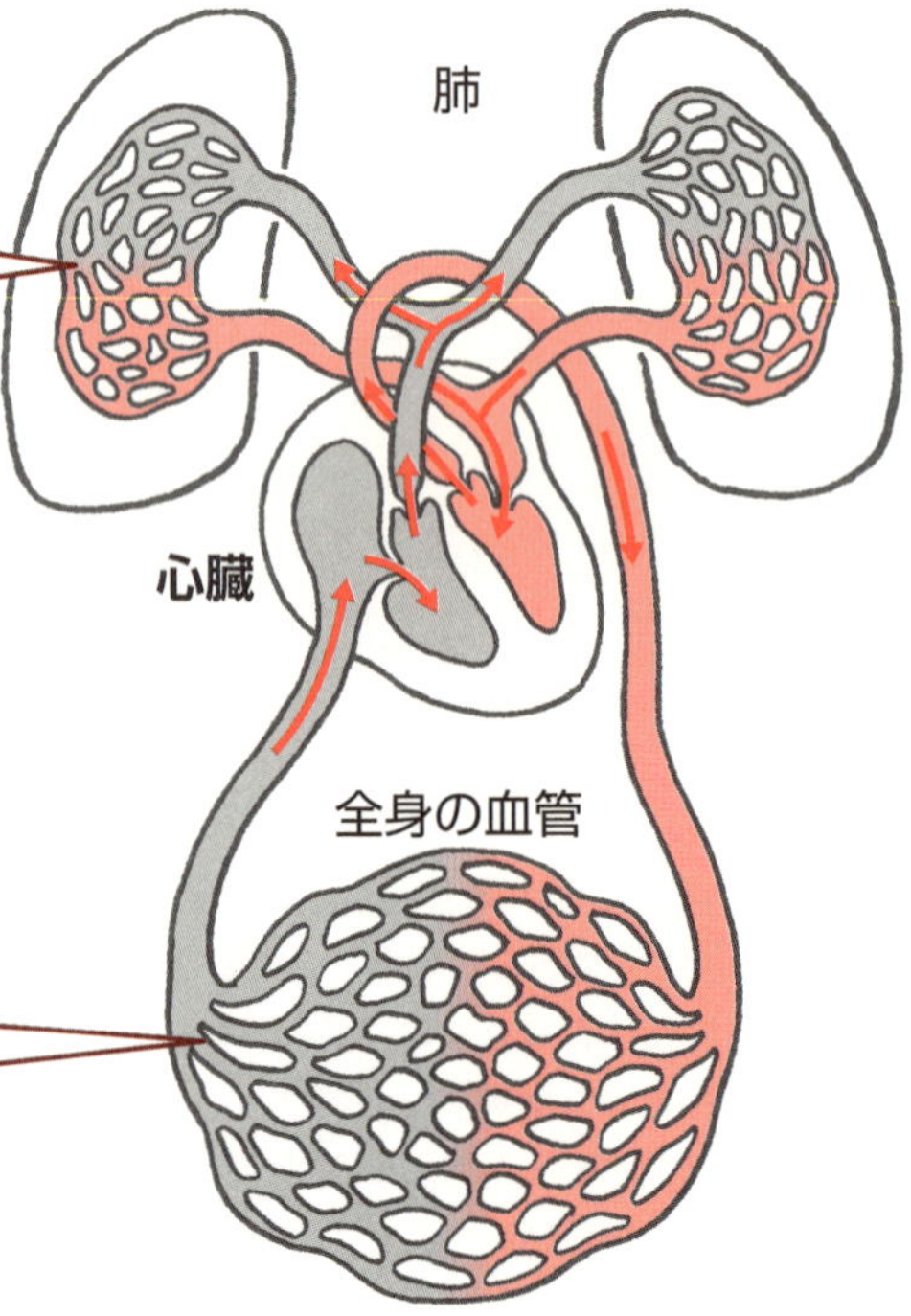

全身へ送られる

体循環（大循環）

血液が左心室から大動脈、大静脈を経て右心房へ循環するルートが、体循環。全身に張り巡らされた毛細血管と、細胞との間でガス交換をする。これを内呼吸という。

します。そして、毛細血管は徐々に集合して静脈となり、心臓の右心房に戻ります。この血液の流れを**「体循環《たいじゅんかん》」**といいます。

心筋に酸素と栄養を供給するのが「冠動脈」

心臓が正常に働くためには、24時間働き続ける心筋に、十分な酸素と栄養を供給する必要があります。しかし、心臓の中を流れる血液は、直接心筋に酸素と栄養を届けることができません。そのため、**心臓から送り出された血液の一部を分流し、心筋に酸素と栄養を供給する**しくみがあるのです。

その働きを担う血管を、冠動脈といいます（↓下図）。心臓の表面には、冠動脈から続く毛細血管が張り巡らされています。

心臓の周りを取り巻く冠動脈

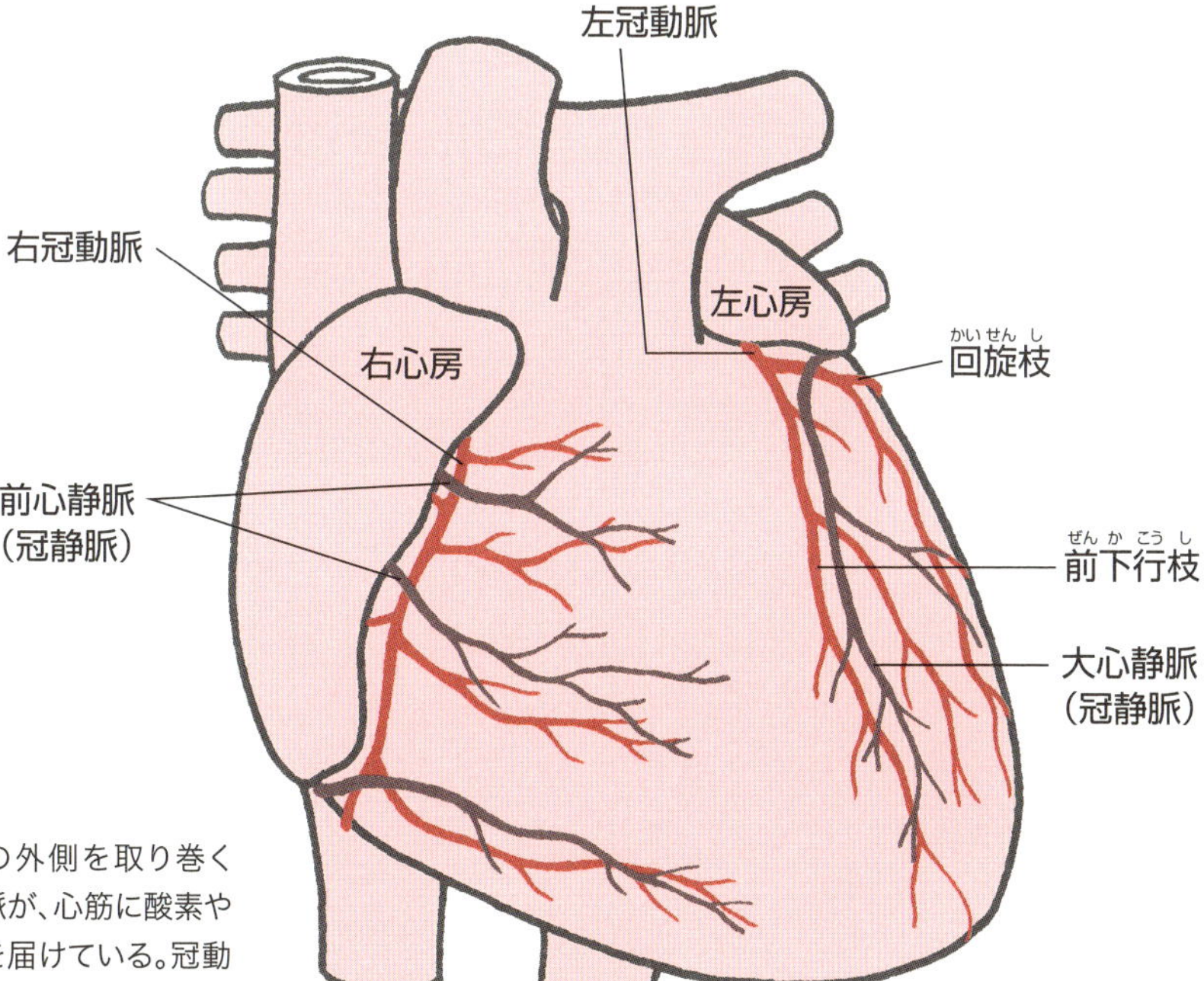

心臓の外側を取り巻く冠動脈が、心筋に酸素や栄養を届けている。冠動脈は、主に左冠動脈から枝分かれした回旋枝と前下行枝、右冠動脈の3本がある。

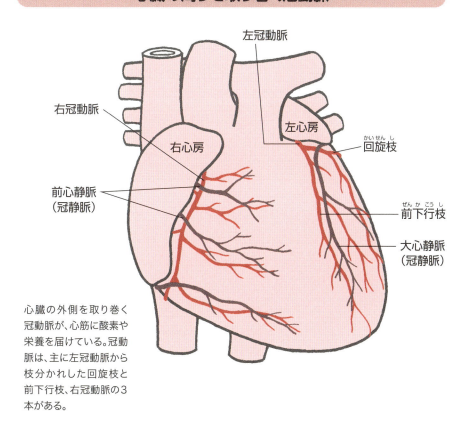

心臓の拍動は、電気刺激によって起こる

心臓の拍動は、人間の意志ではコントロールすることができません。拍動は、心臓自体がつくり出す電気刺激によって起こります。**心筋は電気刺激が発せられると収縮し、電気刺激のないときには緩んで心臓が拡張します。**

電気刺激をつくり出しているのは、**「洞結節《どうけっせつ》」**という部分です。洞結節は電気刺激を発生させる特殊な心筋細胞のかたまりで、右心房の上部、上大静脈との境目のあたりにあります（→下図）。

洞結節から発生した電気刺激は、左右の心房の壁を下端に向かって伝わり、心房の筋肉を続々と収縮させます。この電気刺激は、右心房と右心室の境目あたりにある「房室結節」という場所にも伝達されます。

房室結節は中継所のような役目をしており、洞結節から発せられた電気刺激を、「ヒス束」という電線のような特殊な心筋線維へ伝えます。ヒス束は右脚《うきゃく》と左脚《さきゃく》に分かれて中隔の中を進み、最終的には「プルキンエ線維」という細い網状の特殊な心筋線維に電気刺激を伝えます。

この一連の伝達経路を**「刺激伝導系」**といいます。

電気信号の伝わり方

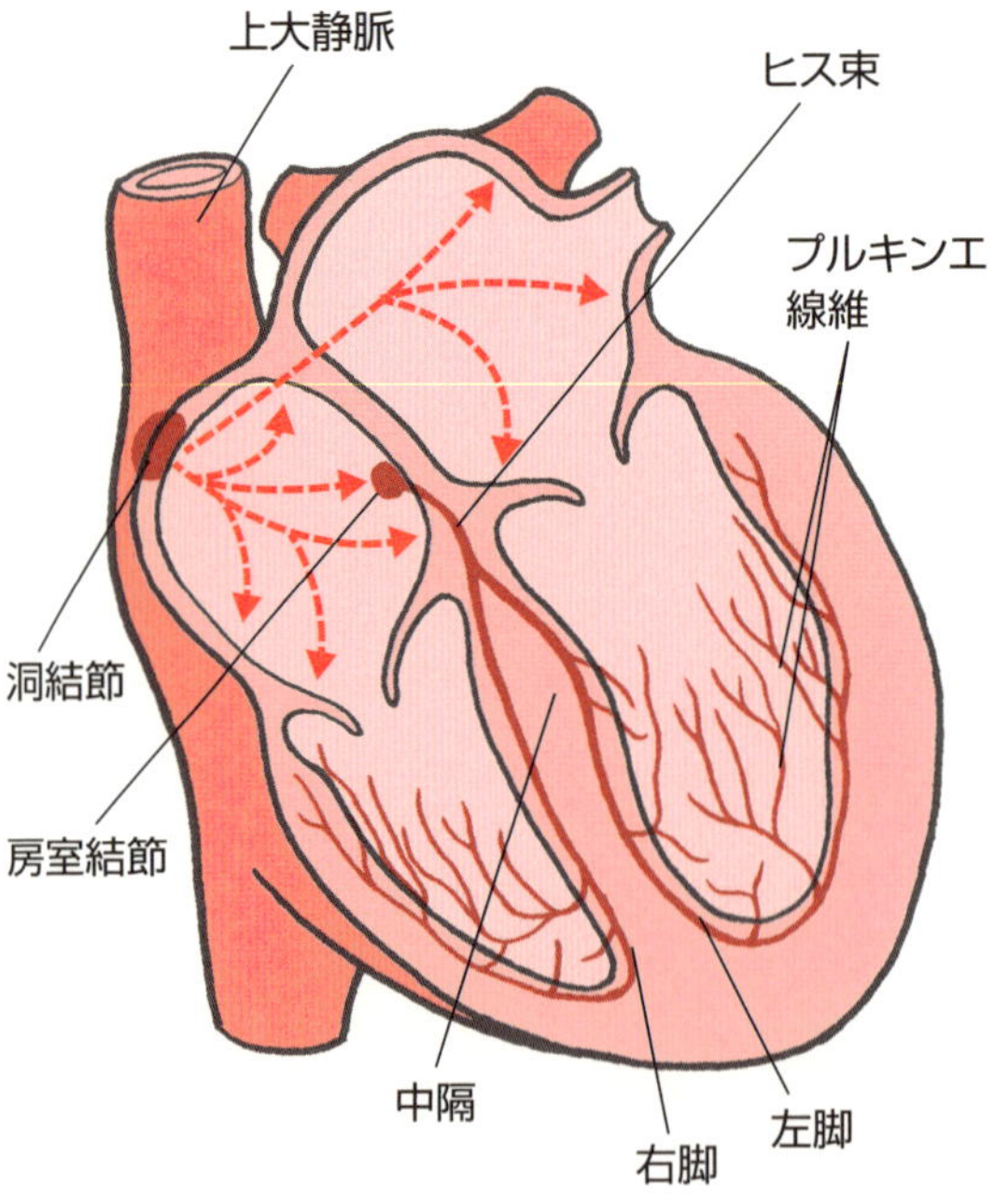

洞結節から電気刺激が発せられると、心房が収縮する。さらに電気刺激は房室結節にも伝わり、ヒス束やプルキンエ線維などを経て心室も収縮する。

心房と心室が交互に収縮する

心臓の洞結節から電気刺激が発せられると、まず左右の心房が収縮し、心房内の血液が心室へと押し出されます。続いて電気刺激は心室へと伝わり、心室が収縮します。すると、右心室からは肺動脈に、左心室からは大動脈に、それぞれ血液が押し出されます。

その後、電気刺激はいったん収まり、左右の心室が弛緩《しかん》して拡張し始めます。それと同時に、大静脈から右心房には全身を巡った血液が、肺静脈から左心房には肺でガス交換した血液が戻ってきて、心房も拡張します。

洞結節から次の電気刺激が発せられると、再び心房から心室の順に収縮します。心臓は、こうした**収縮と拡張の規則正しい運動を、24時間繰り返す**ことで、全身へ血液を送り届けているのです。

心臓の動き

血液の流れ
心臓の動き

1 心房が収縮する

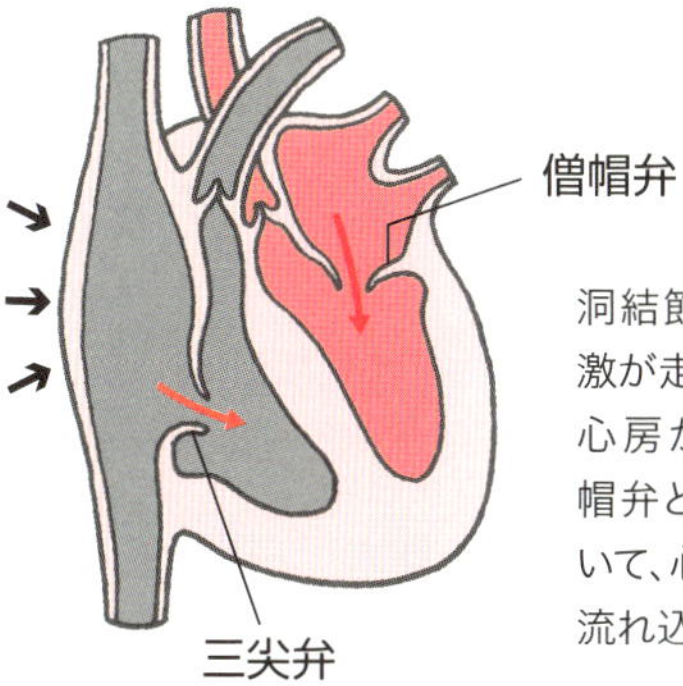

洞結節から電気刺激が走ると、左右の心房が収縮し、僧帽弁と三尖弁が開いて、心室へ血液が流れ込む。

2 心室が収縮する

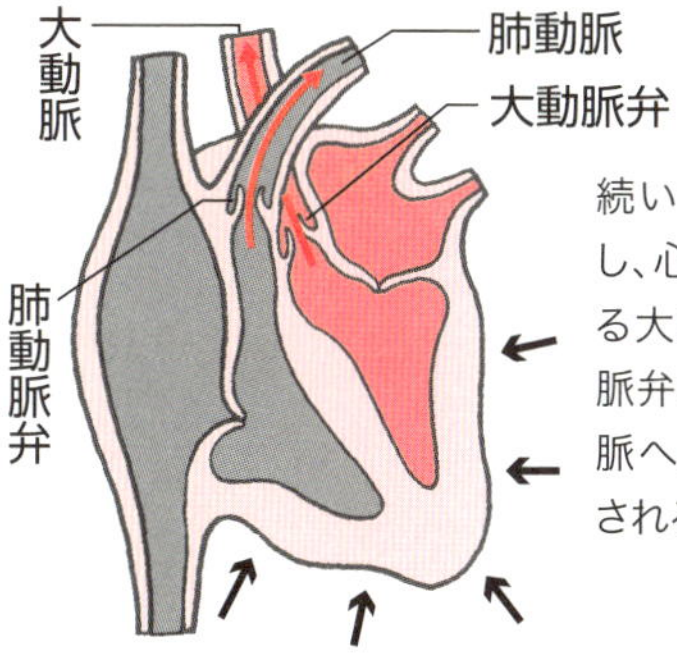

続いて心室が収縮し、心室の出口にある大動脈弁と肺動脈弁が開いて、両動脈へ血液が押し出される。

3 心室が弛緩する

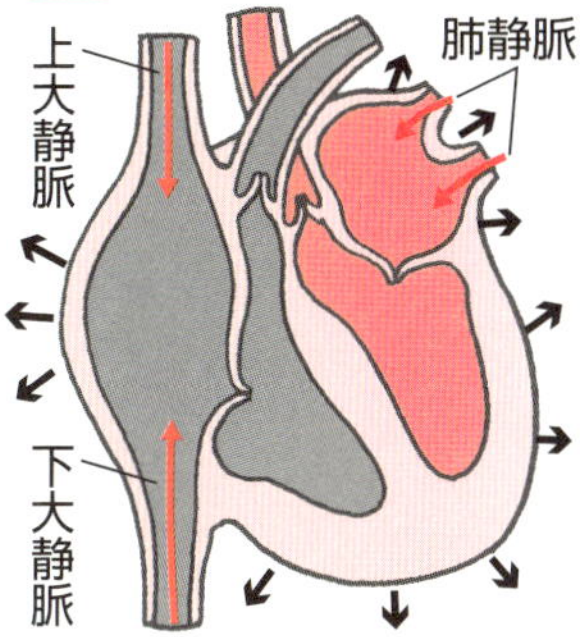

次の電気刺激が届くまで心室は弛緩し、心房には次の血液が流れ込む。心臓は1～3の動きを規則正しく繰り返している。

1へ戻る

狭心症・心筋梗塞は冠動脈の血流が不足する病気

心筋が酸素不足になり、最悪の場合、心停止する

心筋に酸素や栄養を届ける冠動脈の、血流不足で起こる病気を「虚血性心疾患《きょけつせいしんしっかん》」といいます。虚血とは、血流量が少なくなっている状態を意味します。

虚血性心疾患の代表的なものが、「狭心症」や「心筋梗塞」です。

狭心症は、何らかの原因で冠動脈が狭くなり、血流が減って心筋に供給される酸素や栄養が不足する病気です。**心筋梗塞では、血流が完全に止まってしまいます。**

狭心症や心筋梗塞の**特徴的な症状は、胸の痛み**です。心筋が酸素不足になると、非常事態のサインとして痛みを感じるのです。これを**「虚血発作」**といいます。胸が強く締め付けられるような痛みや、胸の圧迫感、動悸や息苦しさも起こります。

狭心症の発作は一時的なもので、冠動脈の血流が改善すれば、治まります。発作が長く続く場合は、冠動脈の血流が完全に途絶えている心筋梗塞が疑われます。

胸以外に痛みの症状が現れることもある

心臓に関係する神経は、腕や肩にも分布しているため、虚血発作によって、**背中や肩、腕、のど、奥歯など、心臓と離れた場所に強い痛みが現れることも**少なくありません。このように胸以外で起こる痛みを**「放散痛《ほうさんつう》」**といいます。虫歯や胃の痛みと勘違いしてしまうこともあり、注意が必要です。

放散痛は、肩から腕にかけて、あるいはのどからあごにかけて、というように〝面〟で痛むのも特徴。例えば、虫歯なら痛いのはその場所だけですが、狭心症の放散痛の場合は、痛みが胸からのどを通り、歯まで届いているように感じられる場合が多いようです。

狭心症・心筋梗塞の症状

胸の症状

- ☑ 胸が締め付けられるように痛む
- ☑ 胸が圧迫されるように痛む
- ☑ 胸が痛くて息苦しさがある

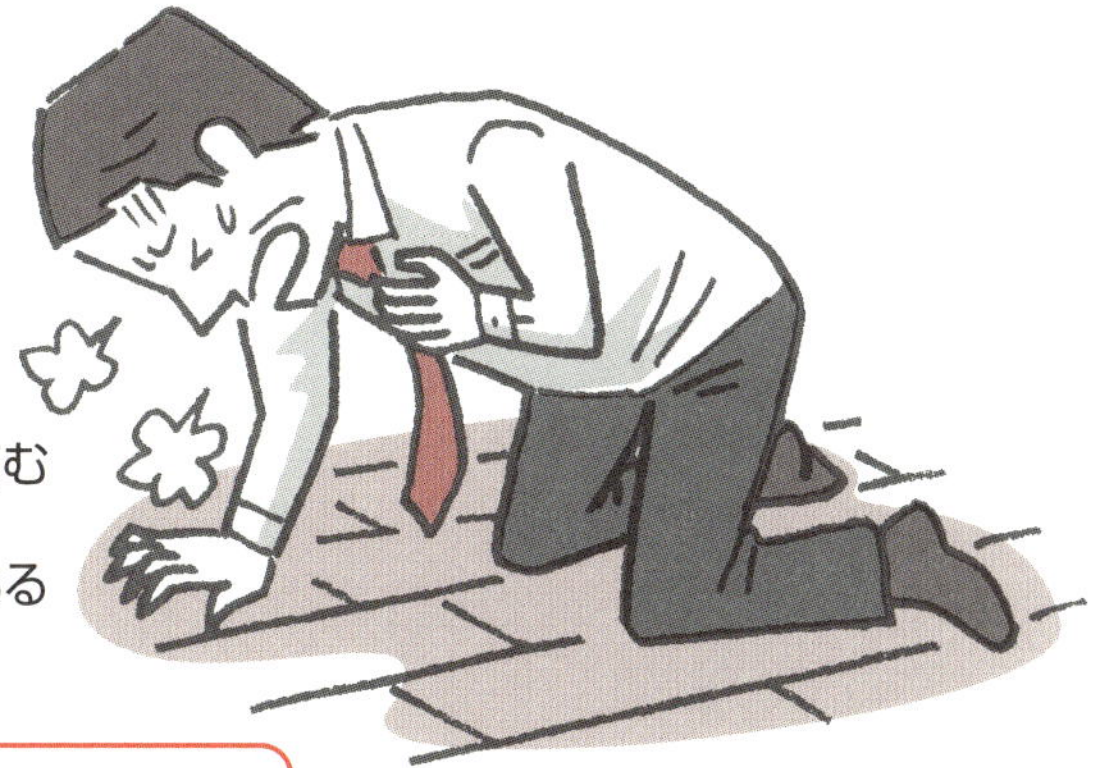

“痛み”と感じない人もいる

狭心症の発作では、必ずしも胸の痛みが起こるわけではなく、胸苦しさや圧迫感を訴える人も多い。こういった“ふだんと違う”症状にも注意が必要。

胸以外の症状

- ☑ 上半身に、重く、圧迫感のある痛みが起こる

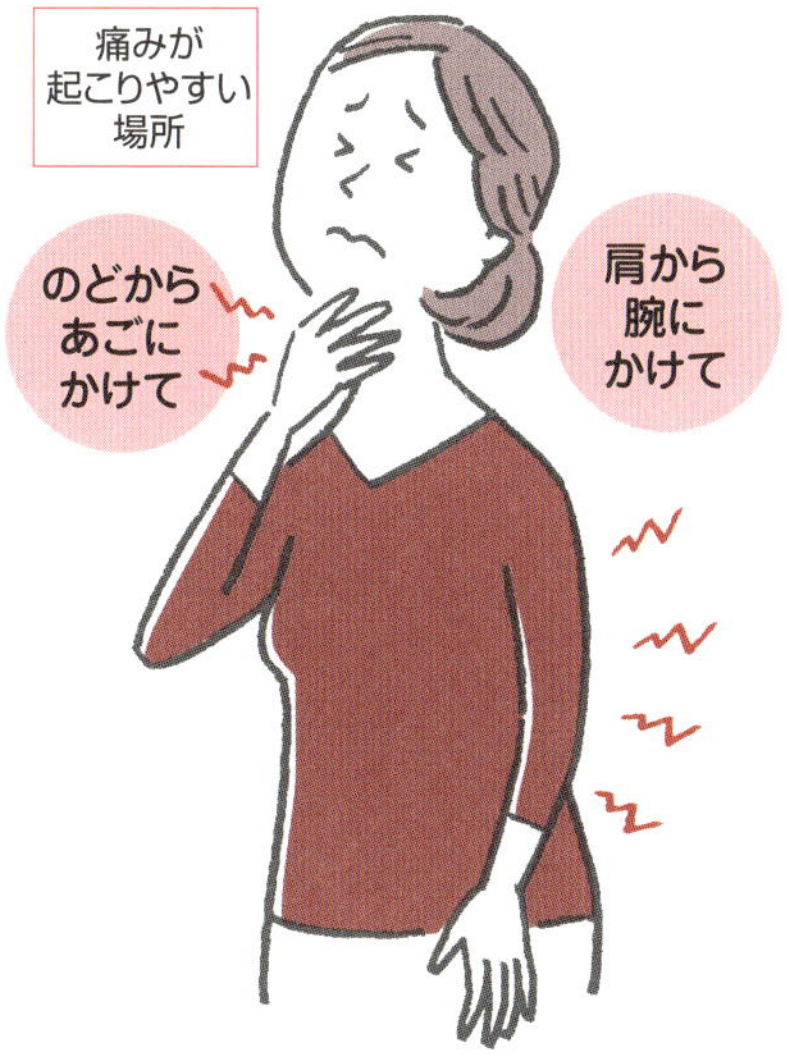
痛みが起こりやすい場所
のどからあごにかけて
肩から腕にかけて

胸以外の上半身に起こる痛みを放散痛という。痛みのほかに、肩こりや胸やけが現れることもある。胸の痛みがなく、放散痛だけが起こることもある。

高齢者や糖尿病の人は、症状に気付きにくい

加齢に伴って神経の働きが低下すると、痛みそのものを感じにくくなります。また、高齢者は狭心症による胸の苦しさや息切れを“体力が落ちたせい”と勘違いしてしまうこともあります。

合併症として神経障害の起こりやすい糖尿病患者の場合も、痛みを感じにくくなります。高齢者や糖尿病患者は、心臓やその周辺に現れるささいな症状でも見過ごさず、できるだけ早期に受診することが大切です。

狭心症タイプ①――労作性狭心症

動脈硬化によって冠動脈が狭くなる

冠動脈の状態

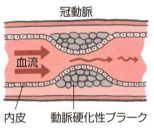

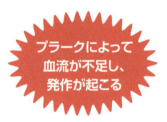

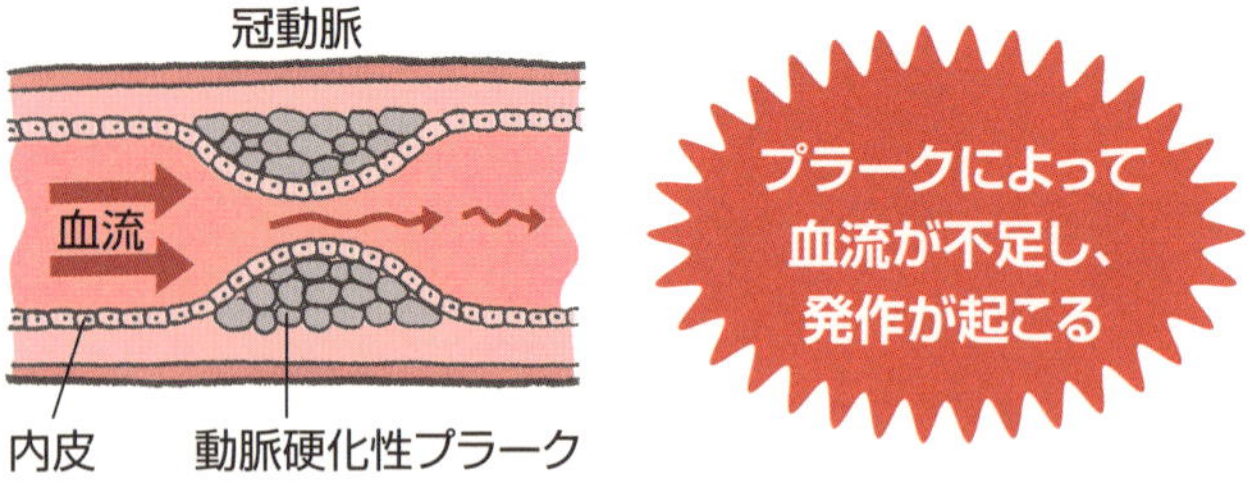

冠動脈の内皮の傷からコレステロールが入り込み、血管の壁に動脈硬化性プラークをつくる。すると、血液の通り道（内腔）が狭くなり、血流が悪化する。

狭心症で最も多いのは、動脈硬化が原因のタイプ

狭心症は、冠動脈の血流が悪くなる原因によって、いくつかのタイプに分けられます。

その中でも最も患者数が多く、狭心症の大部分を占めているのが**「労作性《ろうさせい》狭心症」**です。労作性狭心症は、**冠動脈の内腔《ないくう》（血液の通り道）が動脈硬化によって狭くなることが原因**で起こるため（↓上図）、「動脈硬化性狭心症」ともいわれます。

冠動脈の動脈硬化が進むと、血管の内側の壁（血管壁）にコレステロールのかたまり（動脈硬化性プラーク）ができ、内腔が狭くなります。そのため、心筋へ十分な酸素や栄養が供給されなくなり、発作が起こるのです。

運動時など、大量の血液が必要なときに発作が起こる

労作性狭心症の特徴は、**坂道や階段を上ったり、走ったりしたときなど、体を動かしたとき（労作時）に発作が起こる**ことです。

体を動かしているときは、安静にしているときより多くの酸素が必要になります。そこで心臓は拍《はく》動《どう》を速めて、全身に送り出す血液

労作性狭心症の特徴

[発作が起こりやすい場面]

- 坂道や階段を上ったとき
- 早歩きをしたり、走ったりしたとき
- 力仕事をしたとき
- 興奮したとき

[起こりやすい人]

- 肥満の人
- 高血圧や糖尿病、
  脂質異常症がある人

[発作の持続時間]

数分〜10分以内。
安静にすると治まる

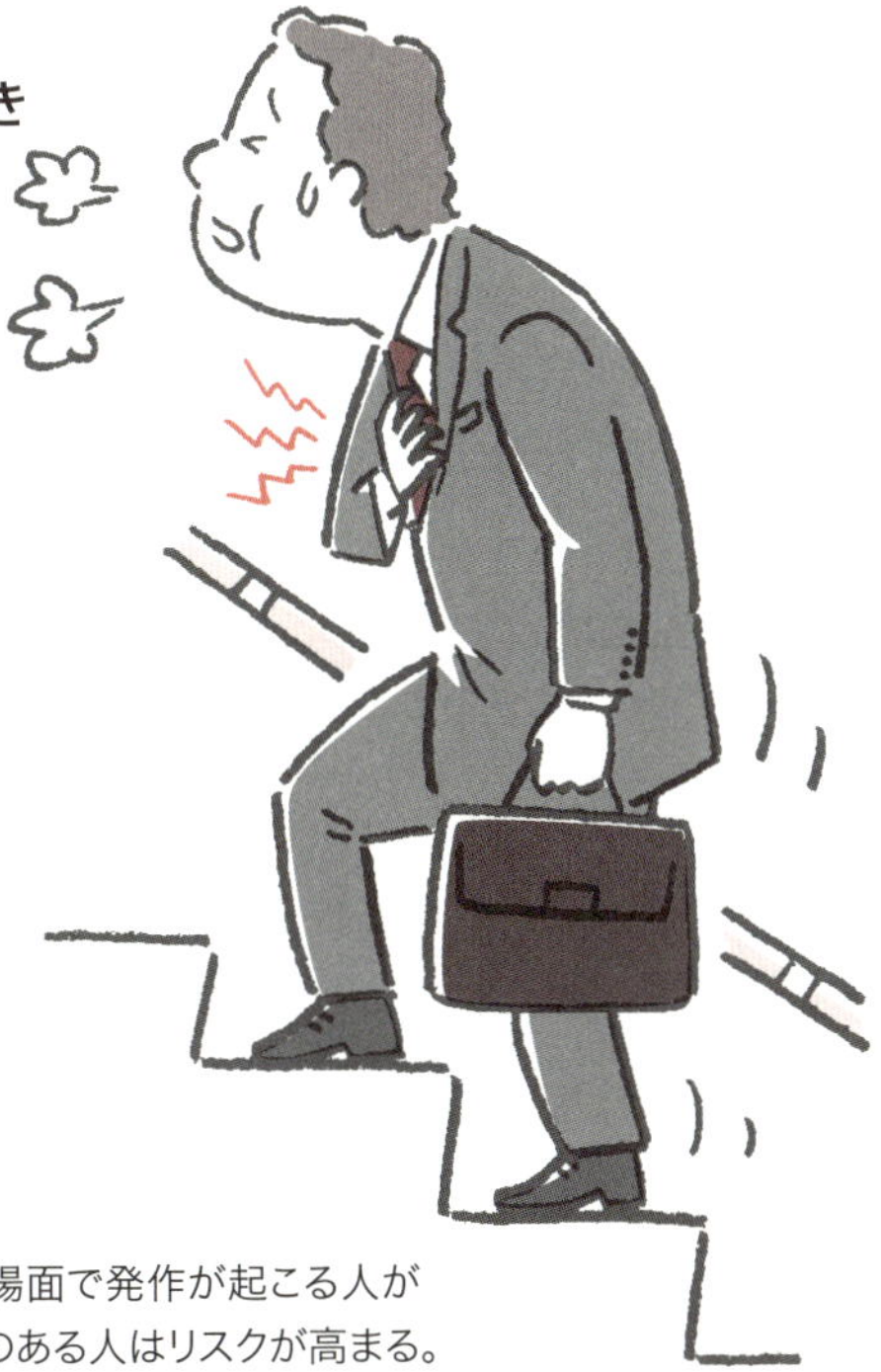

「通勤中、駅の階段を上るとき」など、特定の場面で発作が起こる人が多い。動脈硬化を進める、肥満や生活習慣病のある人はリスクが高まる。

の量を増やします。このとき、心筋の仕事量が増えるわけですから、当然、冠動脈の血流量も増やす必要があります。

ところが、冠動脈が動脈硬化によって狭くなっていると、血流を増やせず、心筋は酸素不足になってしまうのです。そのため、労作性狭心症の発作は、安静にしていれば10分以内には治まります。

また、労作性狭心症は、動脈硬化の状態によって、さらに**「安定狭心症」**と**「不安定狭心症」**に分けられます。安定狭心症は、動脈硬化性プラークの表面が壊れにくい状態で、心筋梗塞に進行する可能性が低いタイプです。一方、不安定狭心症はプラークの表面が破れやすい状態で、心筋梗塞を発症するリスクの高い狭心症です。

狭心症タイプ② ―― 冠れん縮性狭心症

冠動脈がけいれんして狭くなる

冠動脈の状態

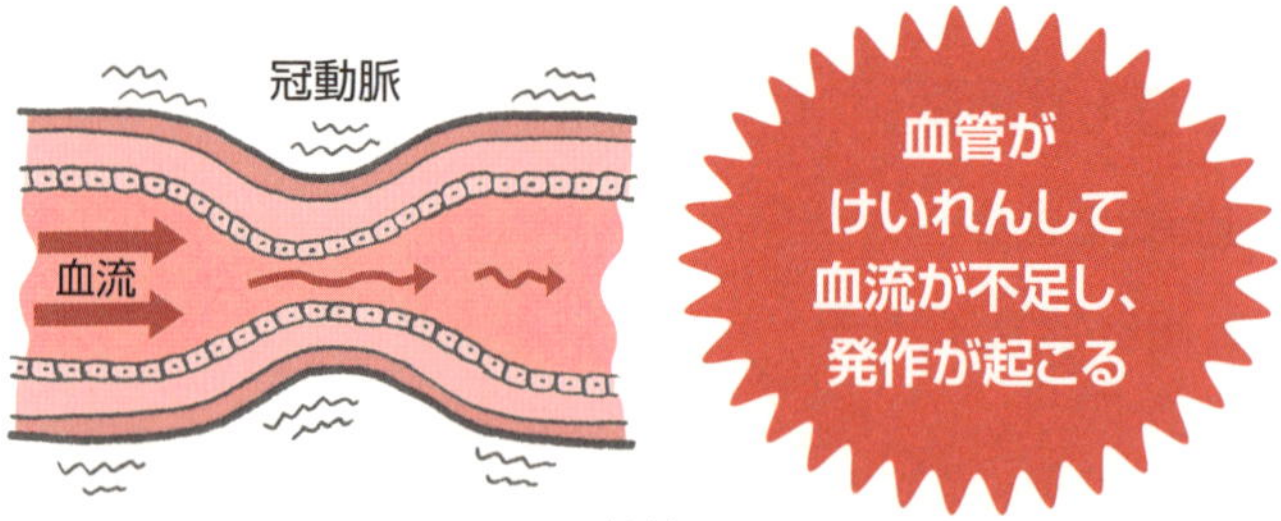

冠動脈が一時的にけいれんし、血管内腔《ないくう》が狭くなるため、血流が不足して発作が起こる。喫煙やストレスなどがきっかけになる。

狭心症の10％以上は安静時に発作が起こるタイプ

狭心症の10％以上を占めているのが、**「冠れん縮性狭心症」**です。**運動とは関係なく、心筋がそれほど酸素を必要としていない安静時に発作が起こりやすい**ため、「安静時狭心症」とも呼ばれます。

発作の原因は、冠動脈の一部がけいれんを起こす**「冠れん縮」**です（↓上図）。冠れん縮によって血管が急激に細くなり、心臓への血流が不足します。**喫煙者や多量の飲酒習慣のある人、ストレスの強い人に多くみられます。**

このタイプは、明け方から午前中に発作の起こることが多いのが特徴です。これは、血管の収縮や拡張をつかさどる、自律神経の働きが関係しているといわれています。睡眠中にも起こることがあり、胸の痛みで目が覚めたりします。冬場、急に寒い場所に出たときも、血管が収縮するため発作のリスクが高まります。

発作の持続時間は労作性《ろうさせい》狭心症よりも長い傾向があり、10分以上続くことがあります。また、痛みが強くなったり、弱くなったりすることを、短時間で繰り返すケースがあるのも特徴的です。

冠れん縮性狭心症の特徴

[発作が起こりやすい場面]

- 夜や明け方、布団の中で安静にしているとき
- 急に寒いところへ出たとき

[起こりやすい人]

- 喫煙者
- 飲酒量の多い人
- ストレスが強い人

[発作の持続時間]

5〜15分程度で、症状の強さに波がある

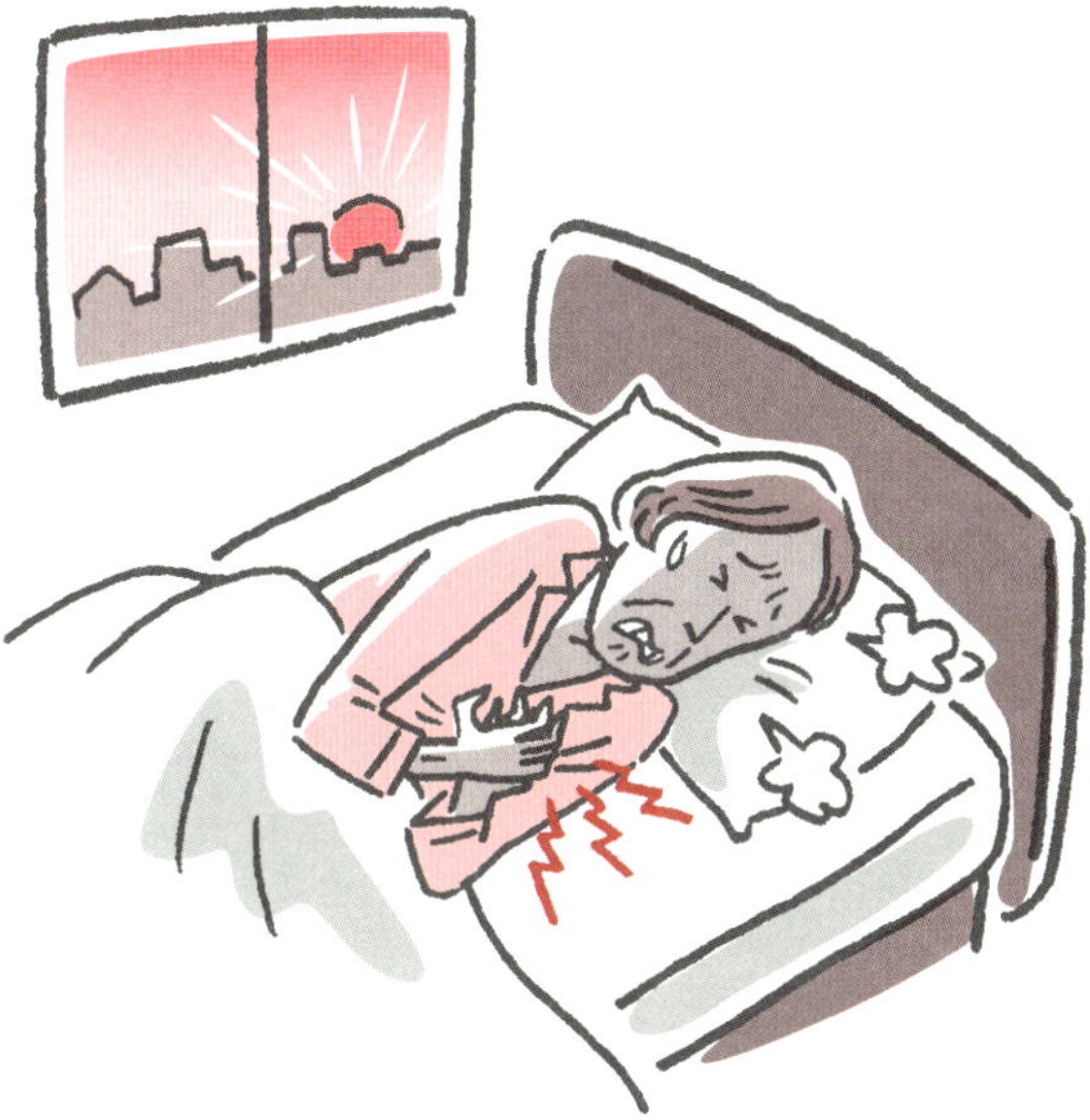

安静時に起こるのが特徴。血管が収縮しやすい明け方から午前中に起こりやすい。睡眠中に起こることもある。

2つのタイプを合併していることもある

労作性狭心症と冠れん縮性狭心症は、冠動脈に虚血が起こる原因が異なりますが、これら2つのタイプを併発することもあります。

正確な診断を受けるためには、発作が起こるタイミングや症状の現れ方、持続時間などを医師にしっかり伝えましょう。

冠れん縮性狭心症も動脈硬化と関係がある?

最近では、冠れん縮は血管の内側の細胞(血管内皮細胞)の機能が低下していることが関係しているのではないかと考えられています。この血管内皮機能の低下は、動脈硬化の始まりといわれています。

狭心症タイプ③——微小血管狭心症

毛細血管がけいれんを起こして血流が不足する

毛細血管の異常で起こる。女性ホルモンの影響も

〝第3の狭心症〟とも呼ばれ、近年明らかになってきたのが、「微小血管狭心症」というタイプです。**冠動脈には異常がみられないものの、狭心症の症状が現れます。**原因はひとつではなく、今のところ詳しくはわかっていません。心臓の毛細血管の何らかの異常が関係していると考えられています。

心筋に酸素や栄養を届けている太い冠動脈は、枝分かれを繰り返しながら次第に細くなり、毛細血管となります。これを微小冠動脈といい、心臓全体に張り巡らされています。

微小血管狭心症では、**微小冠動脈がけいれんを起こしたり、十分に広がらなくなったりして、胸の痛みや息苦しさなどの症状が現れる**といわれています。また、更年期、あるいは閉経前後の女性に多いことから、女性ホルモンの影響も指摘されています。

労作性《ろうさせい》狭心症は運動時に、冠れん縮性狭心症は明け方～午前中に、というように発作の起こるタイミングがある程度決まっていますが、このタイプは、運動時にも安静時にも起こります。発作の継続時間が長い傾向があり、ほかの2つのタイプに効果のある、〝血管を広げる薬〟が効きにくいという特徴もあります。

生活習慣の改善で発作を防ぐことが重要

微小血管狭心症では、冠動脈に異常はないため、血流をよくするための外科的な治療（↓P60）は行われません。また、発作時に血管を広げる働きのある「ニトログリセリン（↓P50）」などの薬が効きにくいことから、薬物療法も限定的になります。治療法については、まだ発展段階です。

微小血管狭心症の特徴

[発作が起こる場面]

- 運動時にも安静時にも起こる

[起こりやすい人]

- 閉経前後の女性

[発作の持続時間]

同じ強さの症状が
20分〜数時間続く

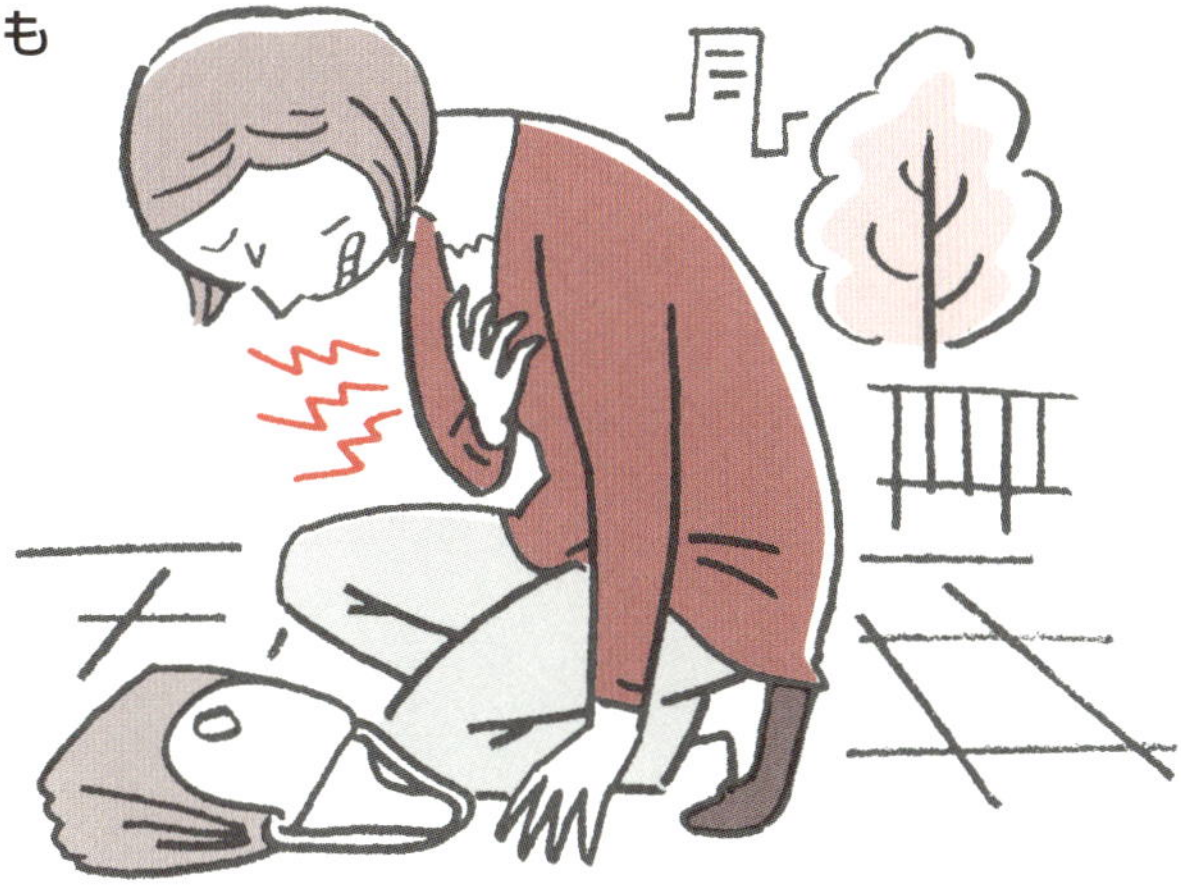

心臓に張り巡らされた細い血管がけいれんすることが原因のひとつ。労作性狭心症や冠れん縮性狭心症よりも、発作の持続時間が長い傾向があり、放散痛(→P18)が起こりやすい。

先生、教えて!

狭心症のような症状で受診しても、診断がつきません…。

微小血管狭心症は、比較的最近になって登場した病名のため、狭心症のような症状を訴えて循環器内科を受診しても、なかなか診断がつかないことがあります。画像検査では異常を見つけられないことも、診断を難しくしています。診断名がつかないために、さまざまな病院を渡り歩く「ドクターショッピング」を余儀なくされる患者さんもいるようです。

微小血管狭心症は女性に多いことから、女性専用外来のほうが治療の経験が豊富な可能性があります。ホームページなどで微小血管狭心症の診断・治療を得意とする医療機関を探すこともすすめられます。

そのため、発作を誘発するような生活習慣の改善が大切になります。特に過度なストレスは発作の引き金になりやすいため、**こまめにストレスを解消する**方法を見つけましょう(→P154)。

心筋梗塞

冠動脈が血栓で塞がり、血流が途絶える

冠動脈のプラークが破れると心筋梗塞のリスクが高まる

「梗塞」とは、一部の血管の血流が途絶え、その先の細胞に酸素や栄養が届かなくなって、組織が壊死してしまう状態のことをいいます。心筋梗塞は、心臓の冠動脈の血流が途絶えて心筋に壊死が起こる病気です。これが脳の血管で起こるのが、脳梗塞です。

心筋梗塞の原因は、**冠動脈に血栓という血のかたまりが詰まる**ことです。それによって冠動脈の血流が途絶えてしまうのです。

冠動脈に血栓が詰まるメカニズムは次のとおりです。冠動脈の動脈硬化が進むと労作性《ろうさせい》狭心症になります（↓P20）。あるとき、動脈硬化性プラークの表面を覆っている皮膜が何らかの拍子に破れることがあります。すると、そこを修復するために血液を固める血小板などが集まり、血栓をつくります。これが、詰まるのです（↓左図）。冠動脈の血流が途絶えると、突然死につながることがあります。

このほか、プラークは破れないものの、徐々に大きくなって血流を完全に遮る場合や、冠れん縮（↓P22）によって血流が途絶えて心筋梗塞が起こる場合もあります。

狭心症より症状が強く、持続時間が長い

心筋梗塞では、狭心症の発作よりも激しい痛みが現れます。胸の真ん中、あるいは左胸が、〝鉛のかたまりを乗せたように重苦しく痛む〟〝焼けつくように痛む〟などと表現されることもあります。激しい痛みのために、冷や汗を伴うことが多く、意識を失ってしまう場合もあります。

また、**発作が15分以上続く場合は心筋梗塞が疑われます**（↓P84）。直ちに救急車を呼び、一刻も早く治療を開始する必要があります。

冠動脈の状態

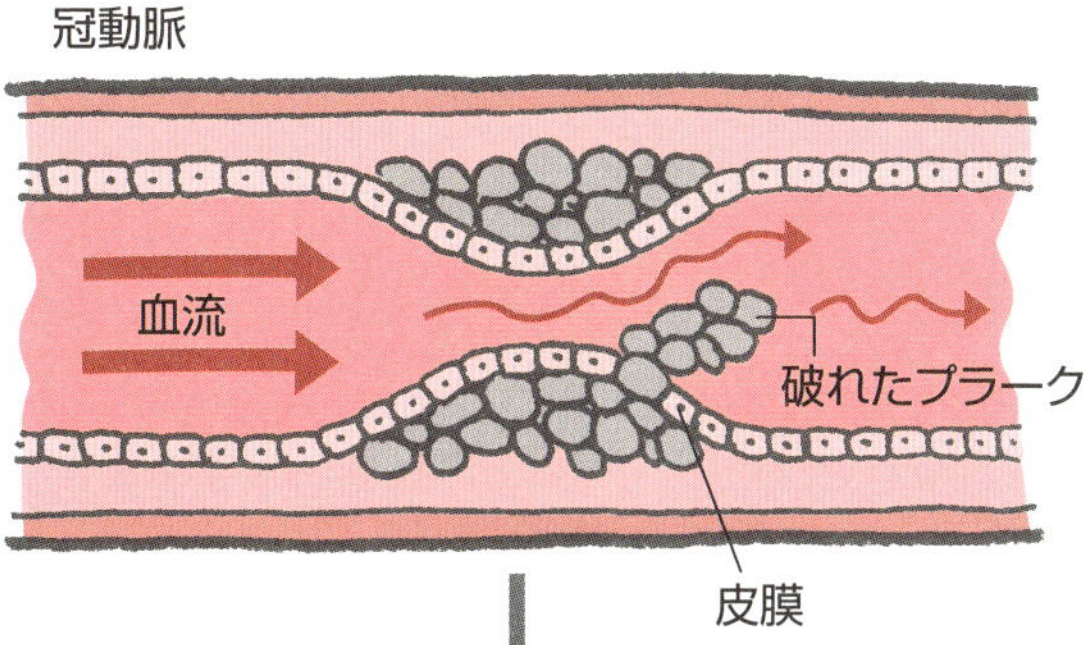

冠動脈にできたプラークが破れる

プラークの表面を覆う皮膜が薄くもろい場合は、破れることがある。このようなプラークを不安定プラークという。

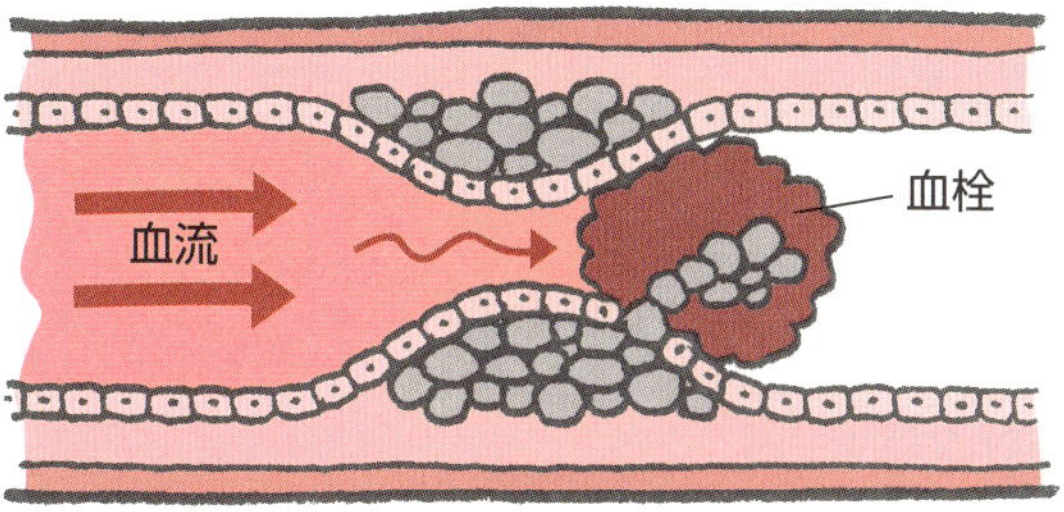

破れたプラークの周りに血栓ができる

プラークの皮膜が破れると、そこを修復するために血液を固める血小板や赤血球などが集まって血栓をつくり、冠動脈が完全に塞がれる。

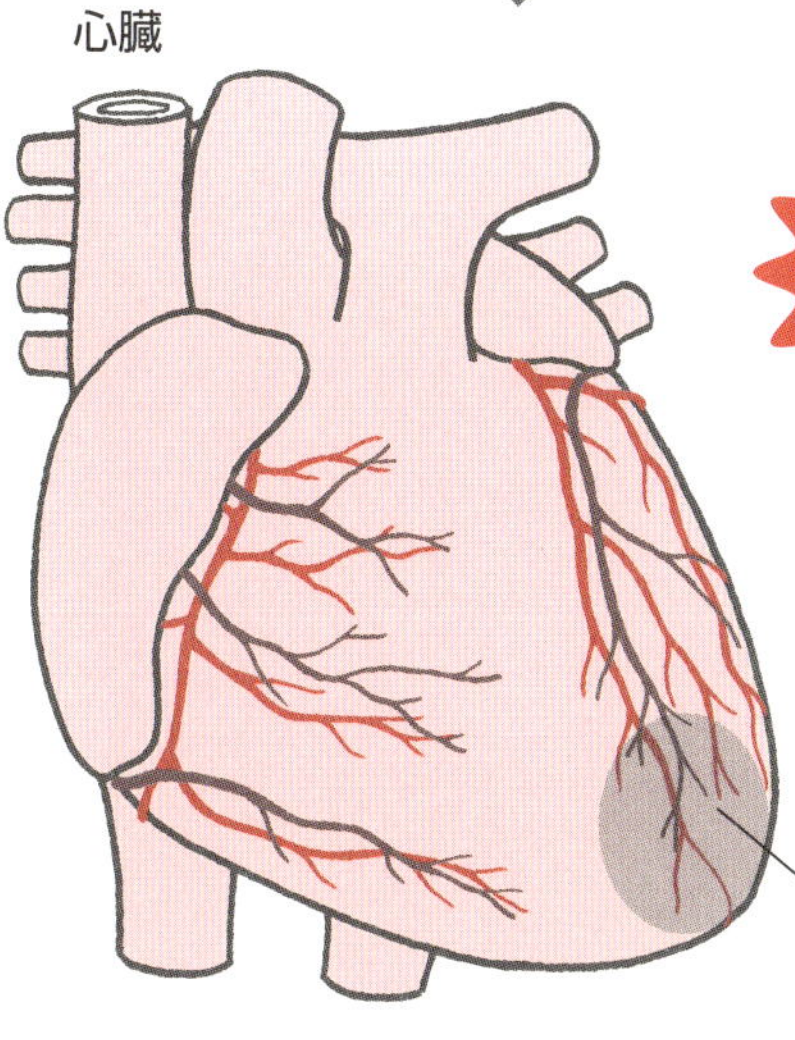

心筋の壊死した部分

血栓によって血流が途絶えた部分から先の心筋の組織が壊死する

心筋への血流が途絶えてから一定以上の時間が経過すると、心筋細胞が壊死する。太い血管が詰まるほど、壊死の範囲も大きくなる。

心筋梗塞の特徴

[典型的な症状]

- 焼けつくような激しい胸の痛み
- 息苦しさや胸の圧迫感
- 冷や汗や吐き気

[発作の持続時間]

狭心症より長く、15分以上続く

[起こりやすい人]

- 労作性狭心症や冠れん縮性狭心症の人
- 喫煙者
- 生活習慣病のある人

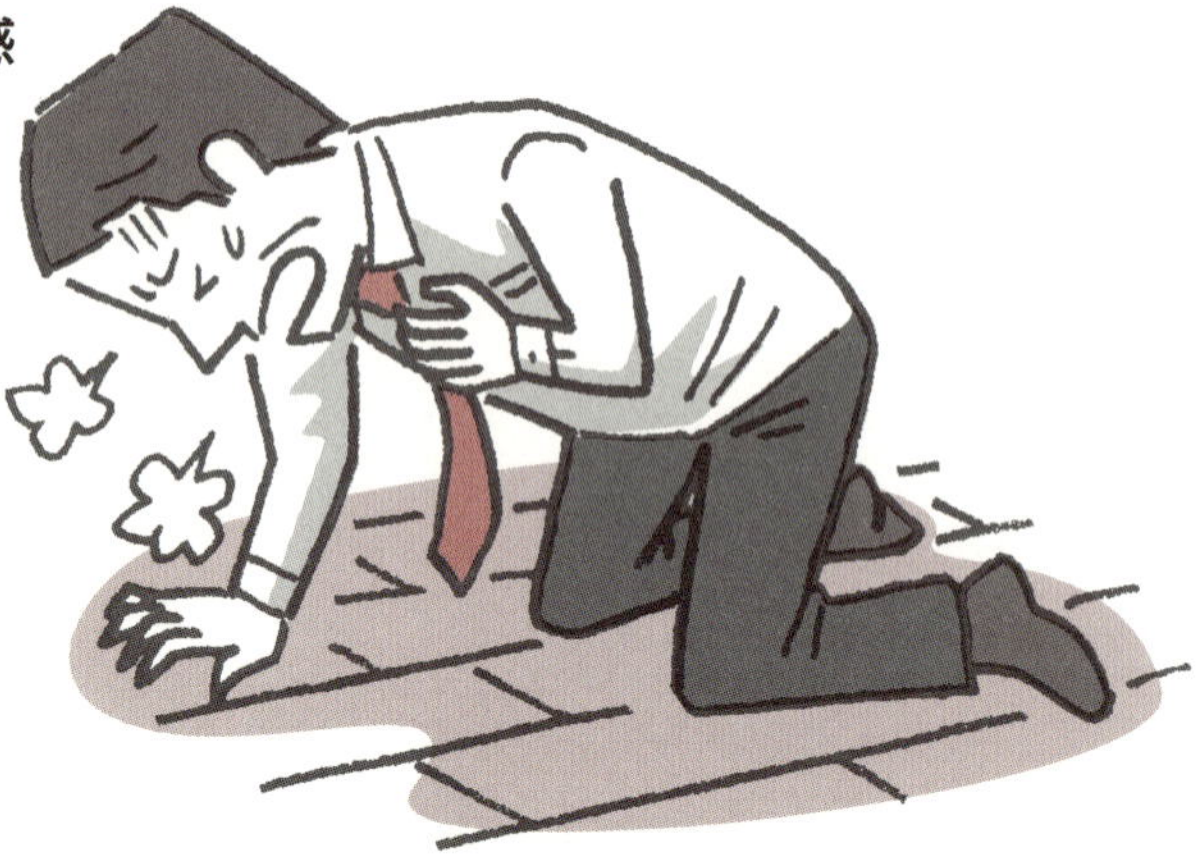

左記のような強い症状が15分以上続くときは、心筋梗塞の可能性が高い。狭心症の治療中の人は、いつもと違う場面で発作が起こった場合や、いつもより症状が強い場合には心筋梗塞を疑う。

狭心症を経ずに心筋梗塞を発症することも

労作性狭心症が進行すると、心筋梗塞の発症リスクが高まります。心筋梗塞につながりやすいのは、動脈硬化性プラークの皮膜が破れやすくなっている不安定狭心症の場合です（↓P21）。

ただし、狭心症になっていないからといって、心筋梗塞にならないわけではありません。例えば、ある日突然、まだ小さいプラークが壊れ、一瞬にして血栓ができて急性心筋梗塞を発症することもあります。また、冠れん縮性狭心症は、初めての発作が心筋梗塞につながることもあります。それまで健康だと思っていた人が、突然発作に襲われる可能性があるのです。

発作から時間が経過すると突然死のリスクが高まる

心筋梗塞を発症し、心筋が壊死し始める

命に関わる不整脈が起こる

心筋が壊死すると、心臓の収縮をコントロールする電気刺激が乱れる「心室細動」という不整脈が起こりやすくなる。心室細動が起こると、心臓のポンプ機能が停止し、脳への血流も途絶える。

心臓の機能が著しく低下し、心不全に

心筋の組織が壊死した範囲が広いと、心臓のポンプ機能が著しく低下する"心不全"の状態に。ポンプ機能の低下により、肺で血液が停滞すると、肺に水があふれて呼吸に支障をきたす。

突然死

心筋梗塞の発作により心室細動や心不全が起こると、突然死に直結する。

一刻も早い治療で心筋の障害を最小限にする

心筋梗塞が起きて、**心筋への血流が途絶えた状態が15〜30分以上続くと、心筋の細胞が壊死し始めます。**壊死の範囲は、血流が途絶えてからの時間と比例して大きくなっていき、壊死が進むと、心臓の働きが極端に低下する**「心不全」**を招きます。

心不全に至ると突然死のリスクが高まるだけでなく、一命を取り留めた場合も障害が残ります。

また、壊死する範囲が小さくても、命に関わる**「心室細動」**という不整脈のリスクが高まります。心室細動が4分以上続くと、脳死状態になります。心筋梗塞は、一刻も早い治療が重要なのです。

生活習慣病が狭心症・心筋梗塞を招く

生活習慣病が冠動脈の動脈硬化を悪化させる

狭心症・心筋梗塞の土台となるのは、冠動脈の動脈硬化です。

血管に動脈硬化性プラークというコブができたり、血管が硬くもろくなったりする動脈硬化は、血管の老化現象のため、加齢とともに誰にでも起こってきます。

しかし、その進行速度と深く関係しているのは、生活習慣病です。高血圧や糖尿病、脂質異常症などの生活習慣病があると、**動脈硬化の進行が早まり、狭心症や心筋梗塞のリスクも高まります。**

高血圧

血圧が高いと動脈に強い力がかかる

血圧とは、心臓の収縮や弛緩《しかん》により血液が全身に送り出されるとき、血管にかかる圧力のことです。

しかし、高血圧によって恒常的に血圧が高くなり、血管に強い圧力がかかり続けると、その圧力に耐えるために血管壁が厚くなって、弾力性が失われます。さらに、血管の内側の細胞が傷つきやすくなるため、そこからコレステロールなどが入り込んで血管壁に動脈硬化性プラークができやすくなります（→P35図）。

高血圧は、全身の動脈硬化を進める要因となります。冠動脈にこれが起こると、狭心症や心筋梗塞を招きます。40歳以上の男女を19年間追跡調査した研究では、**収縮期血圧160㎜Hg／拡張期血圧100㎜Hg以上の人たちは、120㎜Hg／80㎜Hg未満の人たちよりも、狭心症や心筋梗塞の発生率が約3倍も高いこと**が明らかになりました。また、高血圧は脳の血管や腎臓の細い動脈の動脈硬化も進行させるため、脳卒中や腎不全など、命に関わる病気のリスクも高めます。

高血圧の影響を受けやすい血管

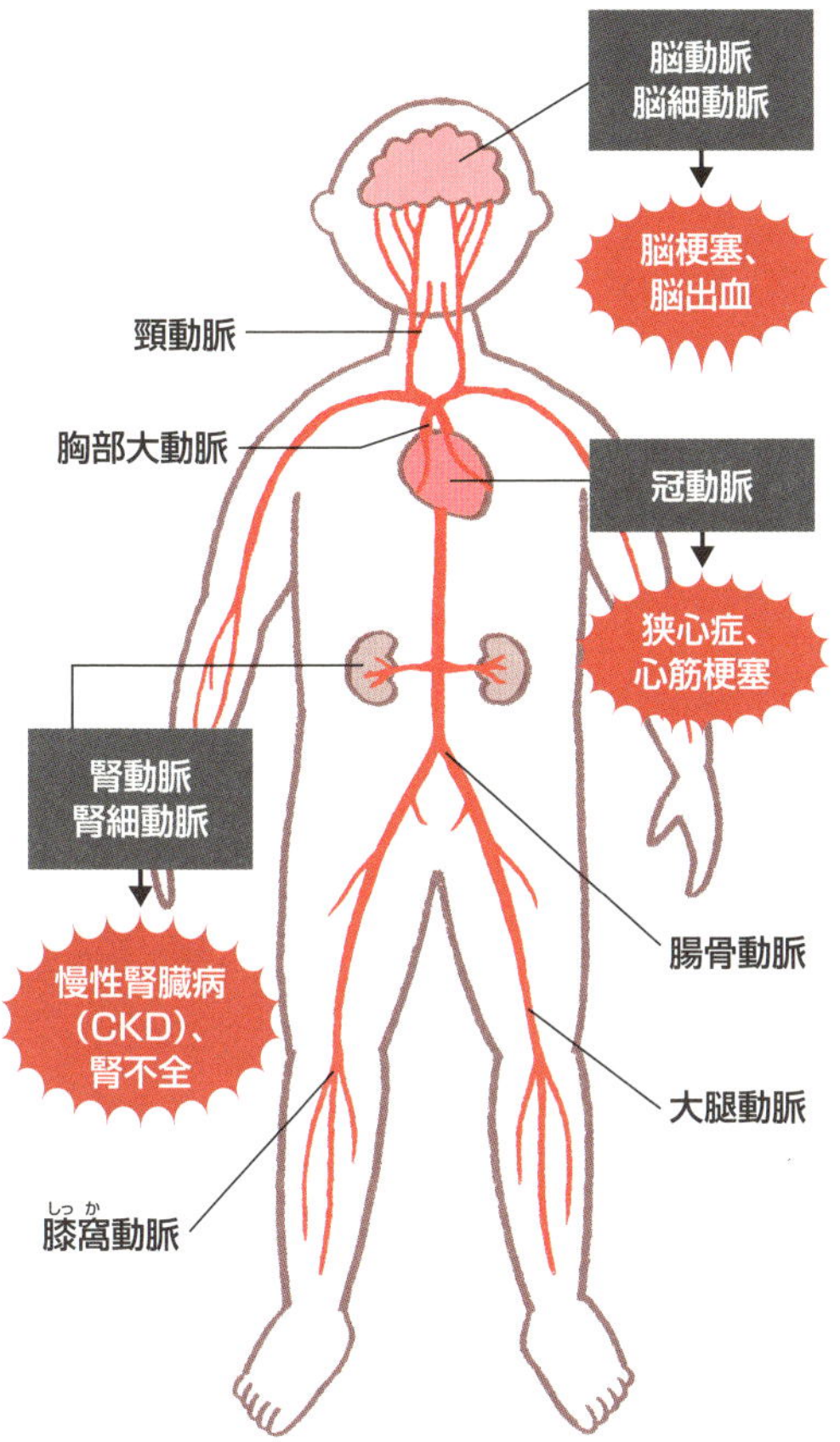

体質のほか、塩分過多やストレスが高血圧の原因

高血圧は、何らかの病気によって起こることもありますが、多くの場合は、はっきりとした原因がわかりません。このような高血圧を「本態性《ほんたいせい》高血圧」といいます。遺伝的な要因を背景に、生活習慣などの環境的な因子がからみあって発症すると考えられています。

両親のどちらかが高血圧の場合は、子どももなりやすい傾向があります。遺伝的な要因があるからといって必ず高血圧になるわけではなく、むしろ親子で生活習慣が似ることに注意が必要です。

環境的な因子としては、**食塩のとりすぎや喫煙、ストレスなどが関係**しています。また、**肥満**も血圧を高くする要因です。

これらの生活習慣を見直し、高血圧を予防・改善することが、冠動脈を守ることにつながります。

！ 高血圧によって、2種類の動脈硬化が起こる

動脈硬化には、動脈硬化性プラークができる「アテローム性動脈硬化」のほか、血管の中膜という部分が硬くなる「メンケルベルグ型動脈硬化」、脳や腎臓の細い動脈に起こる「細動脈硬化」がある。このうち、高血圧は、アテローム性動脈硬化と細動脈硬化のリスクとなる。

糖尿病

血糖値が高い状態が続くと、血管の内側が傷つく

食事でとった糖質は、ブドウ糖に分解されて、脳や筋肉のエネルギーとして使われます。血液中のブドウ糖を血糖といい、血糖値とはその濃度をさします。

ブドウ糖を細胞や筋肉に取り込むためには、すい臓から分泌される「インスリン」というホルモンが必要です。食事の直後には血糖値が上がりますが、インスリンによって正常に戻ります。

また、インスリンには、使いきれなかったブドウ糖を肝臓でグリコーゲンに合成して蓄えたり、脂肪細胞に脂肪として蓄えたりする働きもあります。

慢性的に血糖値が高い状態が続くのが、糖尿病です。血糖値が下がりにくくなる理由は主に2つあります。1つは、インスリンの分泌量が足りなかったり、分泌されるタイミングが遅れたりする「インスリン分泌不全」です。もう1つは、インスリンは十分に分泌されているものの、その作用が発揮されなくなる「インスリン抵抗性」です(↓左ページ図)。

血糖の多い血液は、糖とたんぱく質が結び付く異常現象が起こります。このときにできる**「AGEs(終末糖化産物)」は、血管の細胞を傷つけ、動脈硬化を進める**のです。また、**インスリン抵抗性は、さまざまな生活習慣病のリスクを高める**ことがわかっています。

食生活の乱れや運動不足、ストレスなどで進行する

糖尿病には、2つのタイプがあります。1型糖尿病は、生まれつきインスリンがほとんど、あるいはまったく分泌されないことが原因です。日本人の糖尿病のほとんどは2型糖尿病です。糖尿病になりやすい体質に、食事、運動不足、ストレスなどの生活習慣や、環境因子が加わって起こります。

食べすぎや運動不足が2型糖尿病の大きなリスクとなるのは、肥満によってインスリンの効きが悪くなるためです。また、筋肉をあまり動かさないでいると、ブドウ糖がエネルギーとして使われず、血糖値が下がりにくいのです。これらの生活習慣を改善しましょう。

血糖値が上がる原因と血管への影響

原因1

血糖を処理するインスリンの働きが低下する
＝
インスリン抵抗性

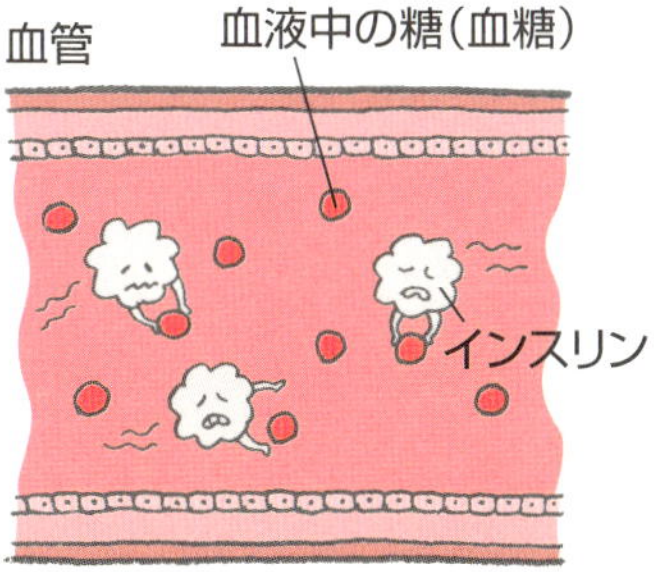

肥満や運動不足、過度のストレスなどによって、インスリンが十分に働かなくなる。インスリンの効きが悪くなると、血糖値を下げるために分泌量は増える。すると、「高インスリン血症」という、さらに血糖値が下がりにくい状態を招く。

↓

高血圧や脂質異常を促進する

インスリン抵抗性の状態になると、高血圧や脂質異常症などのリスクも高まる。これらは血管を傷つけ、プラークを蓄積しやすくする。

原因2

インスリンが不足したり、分泌が遅れたりする
＝
インスリン分泌不全

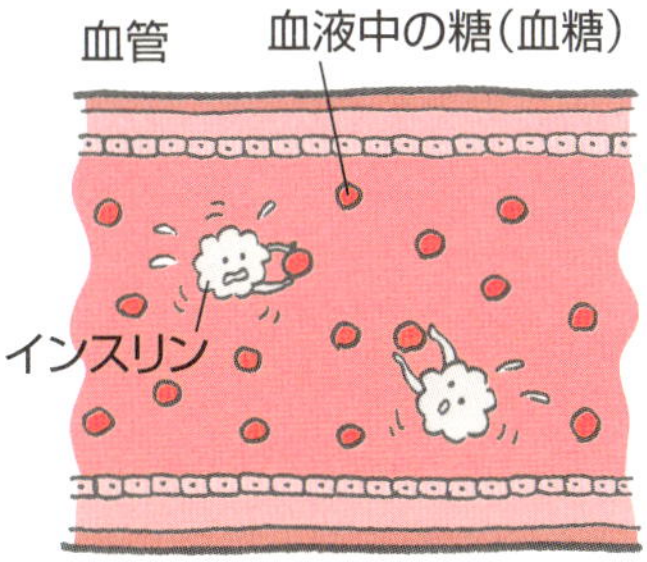

日本人は、遺伝的にインスリンを分泌する能力の低い人が多い。そのため、血糖値の上がる食後に分泌量が不足したり、タイミングが遅れたりして、高血糖を起こすことがある。また、インスリンの分泌能力は加齢によっても低下する。

↓

血糖が血管を傷つける

高血糖状態が続くと、血糖とたんぱく質が結び付き、「AGEs（終末糖化産物）」という、血管の細胞の老化を進める物質がつくられる。

↓

全身の血管の動脈硬化が進行する

脂質異常症

血液中の脂質バランスが崩れるとプラークができる

血液中には、コレステロールや中性脂肪などの脂質が含まれています。血中脂質が増えすぎた状態が脂質異常症です。コレステロールが多ければ高コレステロール血症、中性脂肪が多ければ高中性脂肪血症といいます。コレステロールと中性脂肪、両方とも多い場合もあります。**コレステロールが血液中に長くとどまると、変性して血管の壁にたまり、動脈硬化性プラークをつくります。**

血中脂質は脂なので、そのままの状態では血液になじみません。そこで、脂質の周りをリン脂質という物質で包み、血液中に入りやすいかたちにします。これを「リポたんぱく」といいます。

リポたんぱくは、いくつか種類がありますが、特に増えすぎに注意が必要なのは、悪玉と呼ばれている「LDLコレステロール（↓P110）」です。

LDLコレステロールが多いと、動脈硬化性プラークができやすくなります（↓左ページ図）。

また、増えすぎたコレステロールを回収する働きのある「HDLコレステロール（↓P110）」が不足することも、動脈硬化を進める原因になります。

LDLコレステロールに注意

LDLコレステロール値からみた
虚血性心疾患の合併率

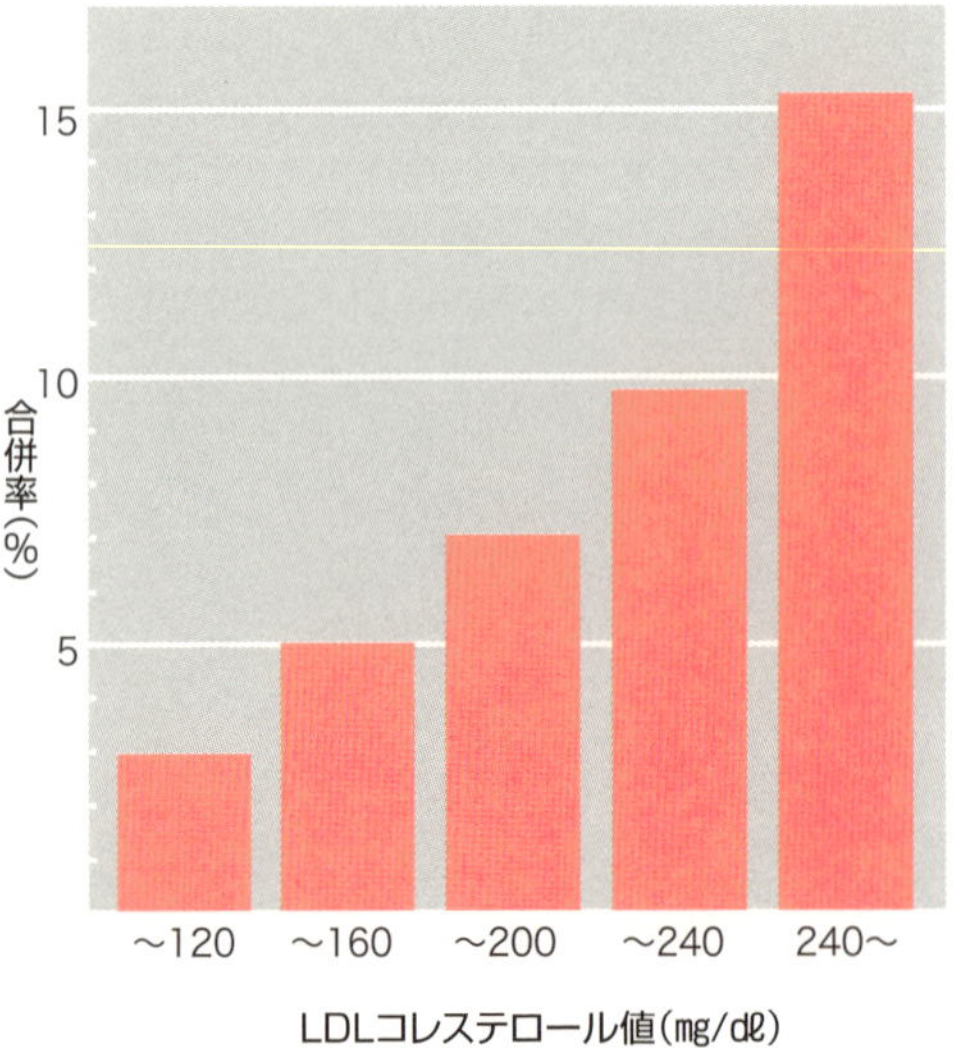

厚生省特定疾患原発性高脂血症調査研究班 研究報告書より

悪玉といわれるLDLコレステロールの値が高いほど、狭心症や心筋梗塞の合併率が高まる。

LDLコレステロールによる血管への影響

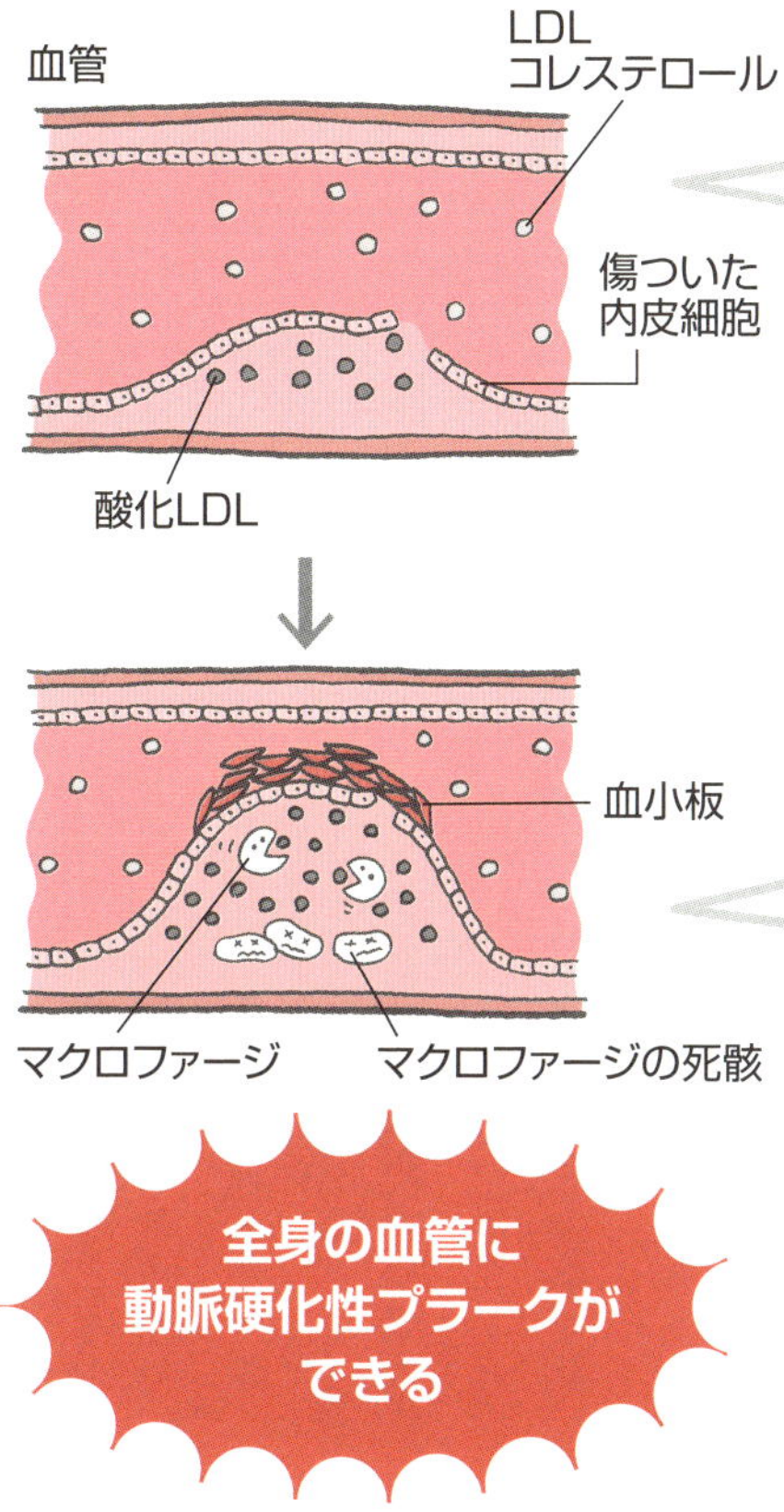

血管の壁にLDLコレステロールが入り込む

傷ついた内皮細胞から、血液中のLDL(悪玉)コレステロールが入り込む。LDLコレステロールは血管壁の中で酸化し、酸化LDLとなる。

免疫細胞のマクロファージなども入り込み、コブができる

白血球の一種であるマクロファージが、血管壁にたまった酸化LDLを取り込みながら増殖する。血管壁の中にはマクロファージの死骸もたまり、動脈硬化性プラークは大きくなっていく。

食生活の乱れや運動不足が発症の引き金に

本来、血液中のコレステロールは、ほぼ一定の値に保たれるように調節されています。そのため、健康な人が食事でコレステロールをたくさんとっても、血中コレステロール値が大きく変動することはありません。

しかし、過剰摂取を長期間続けたり、運動不足でエネルギーがうまく消費されないと、体内での合成量が増えます。すると、使いきれなくなった分が血液中にあふれて、脂質異常症を招きます。

また、コレステロールの原料になる糖分やアルコールのとりすぎ、ストレスなども、コレステロール値を上げる原因になります。

肥満

内臓脂肪型肥満は生活習慣病の土台となる

肥満は、動脈硬化の原因となる高血圧、糖尿病、脂質異常症のすべてに共通したリスクです。

肥満には、「皮下脂肪型肥満」と「内臓脂肪型肥満」の2つのタイプがあります。皮下脂肪型肥満は、皮膚の下に脂肪がたまるタイプで、女性に多くみられます。皮下脂肪は下半身につきやすく、その特徴的な体型から「洋なし型肥満」とも呼ばれます。内臓脂肪型肥満は、男性に多く、内臓やその周囲に脂肪がつくタイプです。内臓脂肪はおなか周りにつきやすいのが特徴で、ぽっこりと丸く突き出るため「りんご型肥満」とも呼ばれます。

生活習慣病と関わりが深いのは、内臓脂肪型肥満です。脂肪細胞が肥大し、**アディポサイトカイン**という物質の分泌異常が起こるからです。この物質は糖代謝や脂質代謝、血圧の調節に関係しているため、さまざまな生活習慣病を招くことになるのです。

メタボリックシンドロームは動脈硬化の進行を早める

おなかを輪切りにしたCT画像を撮影し、内臓脂肪の面積が100㎠以上の場合は、内臓脂肪型肥満と判断されます。これを検査機器を使わず簡単にチェックする方法が、腹囲の測定です。男性で85㎝以上、女性で90㎝以上の場合は、内臓脂肪型肥満があると考えられます。

この**内臓脂肪型肥満に加えて、血圧、血糖値、血中脂質の異常が2つ以上ある状態を「メタボリックシンドローム（以下、メタボ）」**といいます（↓左ページ図）。

ひとつひとつの程度は軽くても、安心できません。複数の因子が重なり、影響し合うことで、動脈硬化の進行が加速します。その結果、狭心症や心筋梗塞などの、命に関わる病気を引き起こす危険性が高まることがわかっています。しかも、**メタボの危険因子が多いほど、また、危険因子の程度が重いほど、心疾患の発症頻度が増える**というデータもあります（↓左ページグラフ）。

しかし、メタボには自覚症状がほとんどありません。そのため、

メタボリックシンドロームの診断基準

おへそ周り(腹囲)
男性 85cm以上
女性 90cm以上

＋

Ⓐ〜Ⓒのうち2つ以上

Ⓐ
中性脂肪値
150mg/dℓ以上
または
HDLコレステロール値
40mg/dℓ未満

Ⓑ
収縮期血圧
130mmHg以上
または
拡張期血圧
85mmHg以上

Ⓒ
空腹時血糖値
110mg/dℓ以上

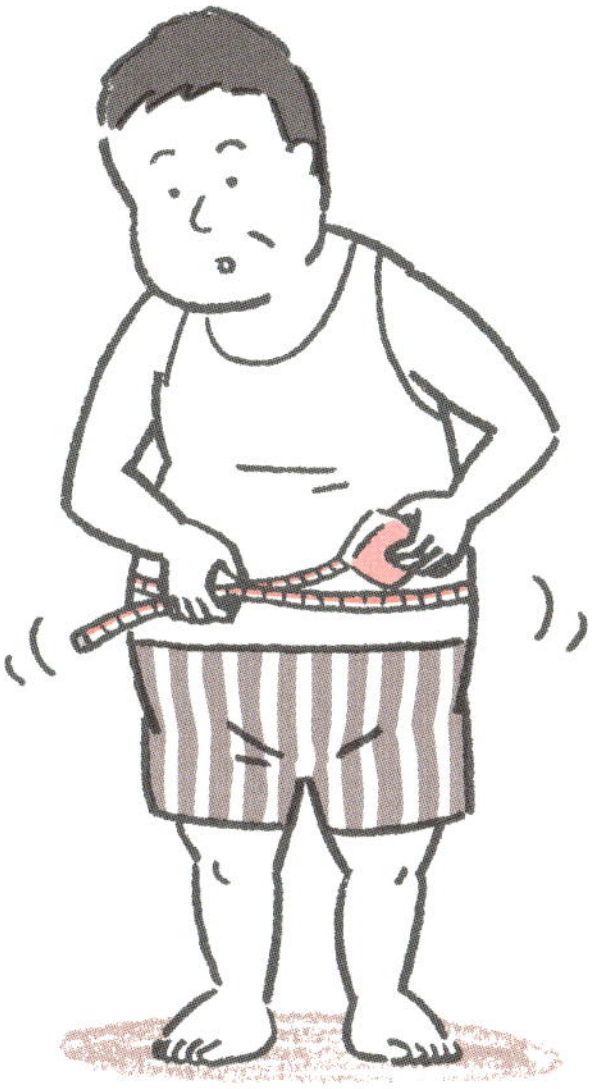

上記のメタボリックシンドロームの要因のうち、あてはまる項目が多いほど、狭心症や心筋梗塞の発症リスクが高まる。

危険因子の数が多いほどリスク大

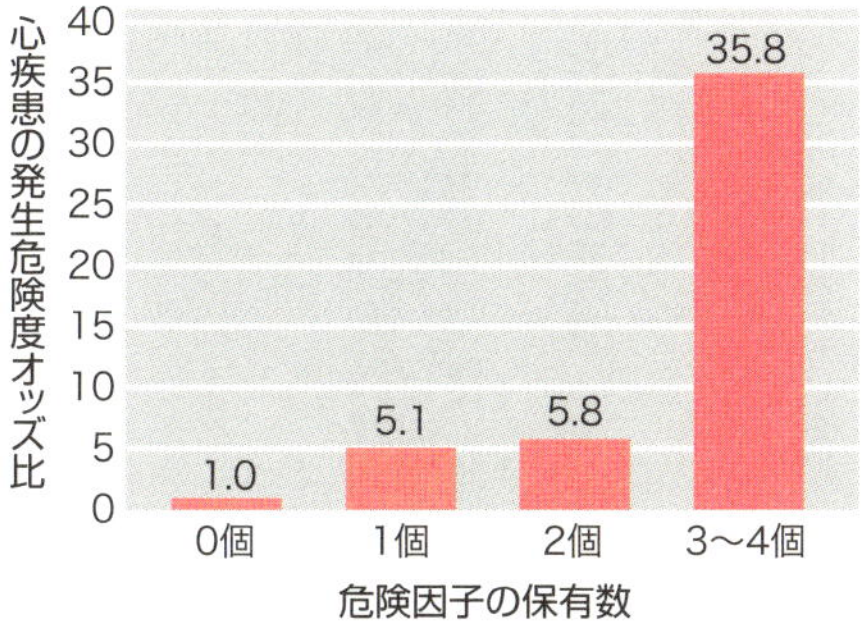

Nakamura T, et al. Jpn Circ J. 2011

治療や予防をしないまま放置し、ある日突然、発作に襲われる、という事態になりかねないのです。

そこで、リスクが高まる40〜74歳を対象に、メタボに着目した特定健診が行われています。この健康診断で異常を指摘されたら、生活習慣を改め、ひとつずつ危険因子を解消していくことが重要です。

喫煙や家族歴も発症に大きく関わる

喫煙

喫煙本数の多い人ほど虚血性心疾患の発症率が高い

たばこを1日に35本以上吸う人は、非喫煙者に比べて、心筋梗塞の発症リスクが4倍以上も高くなるというデータがあります（↓下グラフ）。たとえ1日1本でも、まったく吸わない人に比べ、リスクは2倍以上になるのです。

たばこを吸うと、たばこに含まれるニコチンの作用によって血圧が上がったり、血栓をできやすくする遊離脂肪酸という物質が血液中に増えたりします。また、血液中のLDLコレステロールを増やし、HDLコレステロールを減らすともいわれています。これらの作用によって、狭心症・心筋梗塞のリスクが高まると考えられます。

喫煙と狭心症・心筋梗塞の関係

1日あたりの喫煙本数と
狭心症・心筋梗塞の発症リスク

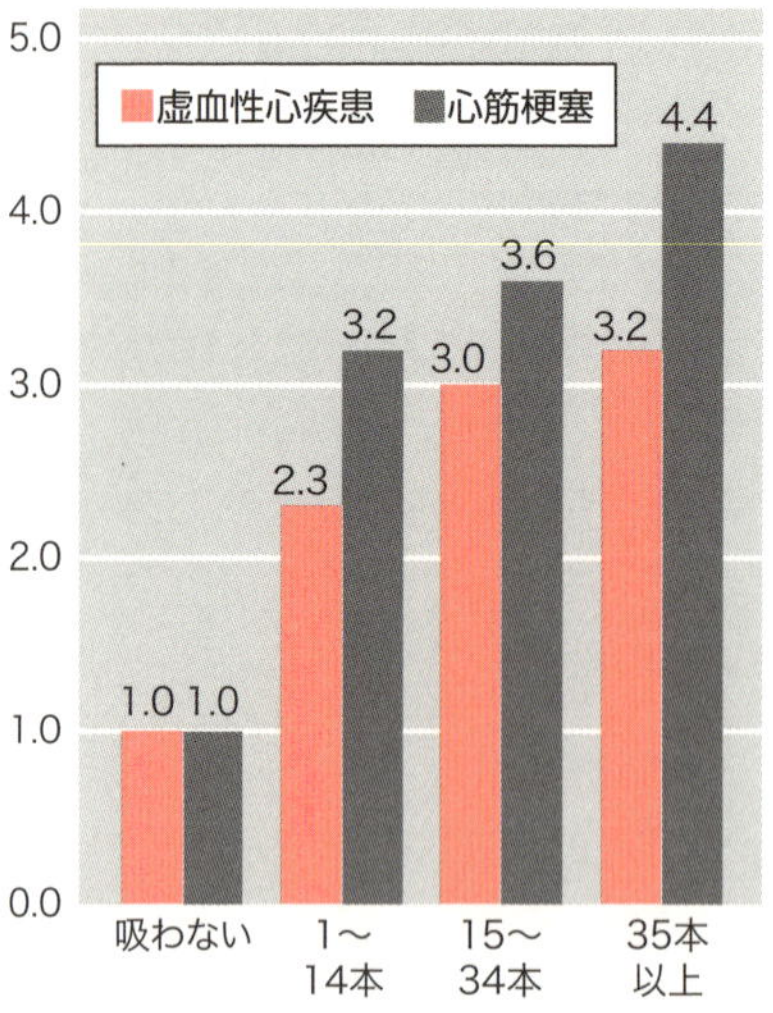

国立がん研究センター　多目的コホート研究（JPHC Study）より

男性の喫煙者を1日の喫煙本数によって3つのグループに分け、非喫煙者の男性と狭心症（虚血性心疾患）、心筋梗塞の発症リスクを比較。喫煙本数が多いほどリスクが高くなる。

家族歴

血縁者に患者がいる場合は、注意が必要

親や兄弟姉妹に狭心症や心筋梗

塞の病歴がある場合、虚血性心疾《きょけつせいしんしっ》患《かん》の発症リスクが高まるという研究報告があります。**家族の発症が45歳以下であった場合は、さらにリスクが上がります。**

遺伝的な体質を変えることはできないので、リスクを意識しつつ、生活改善に取り組んで、発症を未然に防ぐことが大切です。

その他

ストレスや過度の飲酒も発作を起こしやすくする

強いストレスを感じると、血圧が上がり、心臓への負担が大きくなるため、狭心症や心筋梗塞の発作の直接的な引き金になります。また、長期間ストレスを抱えていると、糖や脂質の代謝異常も招くため、間接的誘因にもなります。

一般的に、まじめで神経質、攻撃的な人ほどストレスの影響を受けやすいといわれています。このような行動特性は「タイプA」と呼ばれます。左図の特徴にあてはまる場合は、意識してリラックスすることを心がけましょう。

また、**過度な飲酒**は高血圧や脂質異常症の原因となり、動脈硬化のリスクを高めます。飲酒は適量を守ることが大切です（↓P134）。

狭心症や心筋梗塞は**男性に多い**病気ですが、**女性でも閉経後は特に注意が必要**です。動脈硬化を防ぐ作用のある女性ホルモン「エストロゲン」の分泌が減り、発症リスクが高くなるためです。

ストレス過多になりやすい「タイプA」の行動パターン

- 目標を達成しようという欲求が強い
- 負けず嫌い
- せっかち
- 神経質
- 常に時間に追われている

上記のようなタイプAと呼ばれる行動特性をもつ人は、ストレスをため込みやすく、狭心症や心筋梗塞のリスクが高くなるといわれている。

狭心症・心筋梗塞を見つける検査

症状がある場合は循環器内科を受診する

狭心症や心筋梗塞が疑われる症状が起こった場合は、循環器内科を受診して冠動脈や心臓の状態を詳しく調べる必要があります。狭心症の発作はほとんどが10分以内に治まりますが、放置するのは危険です。一度発作が起こったということは、近日中に2回目が起こる可能性がきわめて高いということであり、次こそ命に関わるかもしれないのです。

受診すると、まずは**問診**が行われます。発作の起こったタイミングやそのときの症状などについての質問のほか、心臓病の家族歴や本人の病歴、現在のんでいる薬の有無も聞かれます。伝え忘れのないように、あらかじめ気が付いたことをメモしておくと安心です。

問診以外に、次のような検査が行われます。

① 発作の有無を調べる 心電図検査

狭心症の最も基本的な検査は、心電図検査です。ベッドに横になって、両手首と両足首、胸の表面に電極パッドを貼り付け、**心臓の動きを、心筋の収縮を表す波形によって確認**します。狭心症や不整脈、心肥大などの病気があると、波形に異常がみられます。**ほかの心疾患との鑑別にも有効**です。

労作性《ろうさせい》狭心症の発作は安静時には起こらないため、問診などでこれが疑われる場合は、歩いたり、段差を上り下りしているときの波形を見る「運動負荷心電図検査」が一般的になっています。

また、いつ発生するかわからない不整脈を検出するために、携帯型の心電計を24時間身に付ける「ホルター心電図検査」が行われることもあります。入浴以外はふだん通りに生活してかまいませ

心電図検査の種類

基本の心電図検査

所要時間 約10分

安静時の心臓の電気的な興奮を波形としてとらえる。一般的な健康診断で実施されることもある。

ホルター心電図検査

所要時間
約20分（装着）＋24時間（記録）＋約5分（取り外し）

携帯型心電計を身に付け、24時間心電図を記録・解析する。発作時の波形をとらえることができ、行動記録と併せて解析することで、発作のきっかけがわかる。

運動負荷心電図検査

所要時間 約30分

心電計のパッドを取り付けた状態で急ぎ足や階段の上り下りなどの運動をして、運動時の心臓の状態を調べる。体を動かしている時に発作が起こる労作性狭心症の診断に有効。

心電図の波形

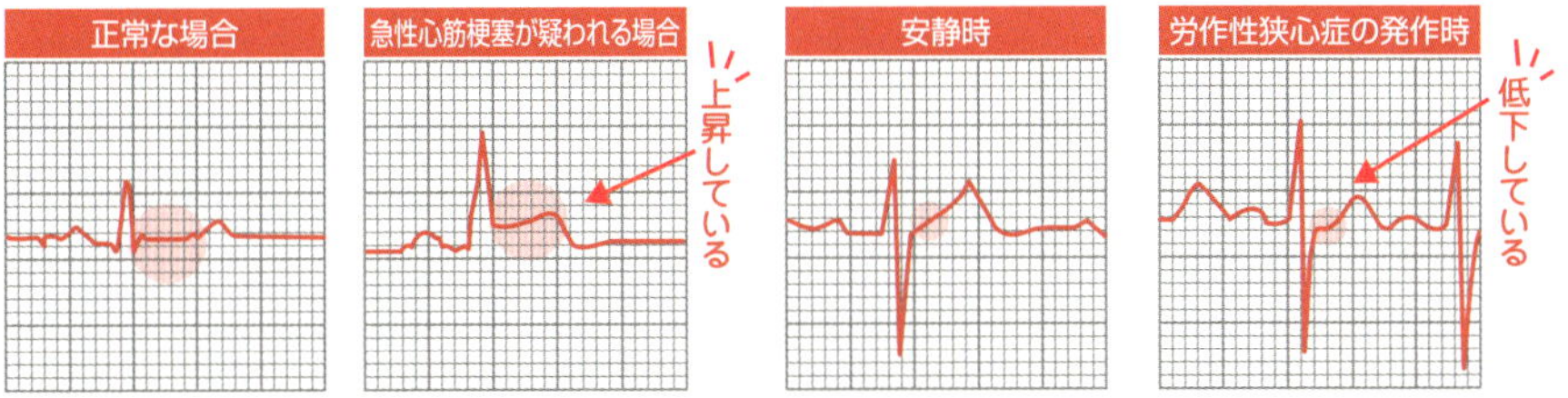

心筋梗塞や冠れん縮性狭心症の発作時には、ピンクの丸で示した「ST部」と呼ばれる部分の波形が上昇することが多い。

労作性狭心症の発作が起こっているときは、ST部（ピンクの丸で示した部分）が低下するのが特徴。

ん。行動の簡単な記録もつけ、発作が起こったときには、時間と症状を書き留めます。それによって、どんな場面で発作が起こっているかを調べることができます。

この検査は、睡眠中や明け方に発作が起こりやすい冠れん縮性狭心症の診断にも役立ちます。

❷ 心筋や弁の働きを見る 心エコー検査

心エコー検査は、超音波で心筋や弁の動きを確認する検査で、心臓超音波検査ともいわれます。

プローブという超音波発信機を胸にあて、心臓の内部を画像化して映し出し、観察します。プローブはさまざまな角度に動かせるので、心臓の形や大きさを立体的にとらえられ、断面までも見ることができます。そのため、心臓内部の弁の動きや、心筋の収縮と拡張の様子、血液の流れが確認でき、**心臓のポンプ機能が正常に働いているか**どうかがわかります。

例えば、心筋梗塞が起こっている場合は、**虚血状態になって動かなくなっている心筋の部位や、その範囲**がわかります。

また、ベッドの上で体を動かしながら心臓の状態を確認する「運動負荷心エコー検査」も行われます。

そのほか、「ドブタミン負荷心エコー検査」という、発作を再現して心臓の様子を確認する検査が行われることもあります。

ドブタミンは脈拍と血圧を上げる作用のある薬で、点滴して人工的に心臓に負担をかけることにより、発作を起こします。

心エコー検査の種類

基本の心エコー検査

所要時間 約30分

超音波発信機(プローブ)を胸にあて、心臓の動きや、血液の流れなどを観察する。

運動負荷心エコー検査

所要時間 約40分

プローブを胸にあてた状態で、自転車(エルゴメーター)をこぐなどの運動をして、心臓を観察する。

ドブタミン負荷心エコー検査

所要時間 約40分

心臓に負担をかけるドブタミンという薬の点滴を行いながら、心臓の様子を観察する。

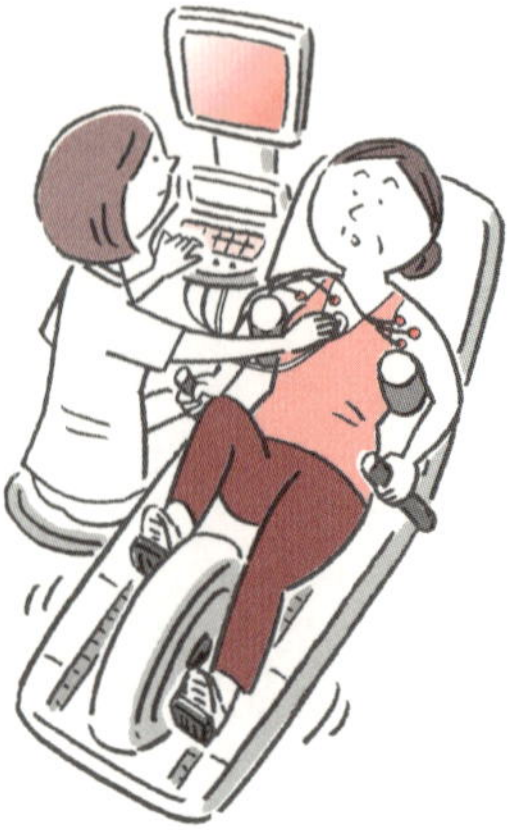

検査中には動悸や胸の痛みなどが起こりますが、専門医の立ち会いのもと行われるため、安心して受けましょう。この検査は、ひざや腰の痛みがあり、運動負荷心エコー検査が難しい場合に行われることもあります。

③ 心臓や血管の状態を見る 胸部エックス線検査

胸部エックス線検査では、**心臓の形や大きさのほか、肺の状態**も調べられます。いわゆる胸のレントゲン検査です。

大動脈の太さや、血管が硬くなる石灰化の有無も調べられるため、**動脈硬化がどの程度進行しているか**についても確認できます。

また、**心不全の有無の確認にも有効**です。

心不全が起きて心臓に負担がかかり続けていると、心臓が胸の幅の半分以上を占めるほど拡大（心肥大）し、肺のうっ血（血流が停滞した状態）がみられます。エックス線検査では、この状態を確認することができます。

エックス線検査は、胎児に悪影響を与える可能性があるため、妊娠中には行えません。妊娠の可能性がある女性は、検査前に医師や検査技師に伝えましょう。

❹ 狭心症と心筋梗塞を見極める 血液検査

狭心症や心筋梗塞が疑われる場合は、血液検査も行われます。

血液検査ではまず、糖尿病や脂質異常といった**動脈硬化の危険因子がないかどうか**を調べます。そのほか、**心筋の状態がわかる「CK（クレアチンキナーゼ）」「GOT（AST）」「LDH（乳酸脱水素酵素）」などの項目も調べます。**これらの項目が基準値より高くなっている場合は、狭心症や心筋梗塞が疑われます。

また、心筋梗塞の診断には、「トロポニン」というマーカーも使われます。これはたんぱく質の一種で、心筋がダメージを受けたときに血液中に増えます。

血液検査で**トロポニンが確認された場合は、心筋梗塞が起こったと判定**されます。発作が狭心症によるものか心筋梗塞によるものかがわかります。

発症前に危険な病変を見つける新しい検査に期待

狭心症の中には、心筋梗塞に進行しにくい安定狭心症と、心筋梗塞を起こしやすい不安定狭心症があります。心筋梗塞の発症を事前に防ぐため、この2つを鑑別する検査が期待されています。CTで動脈硬化性プラークの状態を確認する方法や、血液中の炎症反応を調べる検査など、まだ定着するものはありませんが、今後、発展が期待される分野です。

狭窄部の状態や血流を詳しく見る検査

❶ 血管の狭窄の程度を調べる CT検査

冠動脈の狭窄《きょうさく》部の詳しい様子を確認するには、画像検査が有効です。なかでも最も多く活用されているのが、CT検査です。

CTは、コンピュータ断層撮影ともいいます。エックス線で体の断面をミリ単位の幅で撮影します。狭心症の検査では、心臓のスライス画像を撮影したあと立体的に合成することで、**冠動脈の狭窄や、動脈硬化の状態を調べます。**

CT検査では、血管の状態を確認しやすくするために、造影剤を注射する必要があります。そのため、腎機能が低下している人は行うことができません。また、ぜん息のある人はアレルギーが起こりやすく、注意が必要です。撮影にかかる時間は、10分程度です。

❷ 心臓の血の巡りを調べる 心臓核医学検査

心臓核医学検査は、放射性同位元素（RI・ラジオアイソトープ）を用いることから、RI検査とも呼ばれます。微量の放射線を出す薬を注射し、目的の部位に集まったところでその放射線を、専用のガンマカメラを使って画像化し、観察する検査です。

心筋でこの検査をすると、**血流の正常な部分と異常がある部分、また、虚血によって細胞が壊死してしまった部分などを区別する**ことができます。

また、運動しながら検査を行うことで、労作《ろうさ》時に虚血が起こる部分を確認することもできます。

検査に使われるラジオアイソトープは、体内に注射されたあとは短時間で自然に壊れ、数日で消えてしまうものや、体外に排出されるものが使われます。

使用量も国際機関によって決められているため、放射能の影響は

CT検査画像からわかる狭窄部

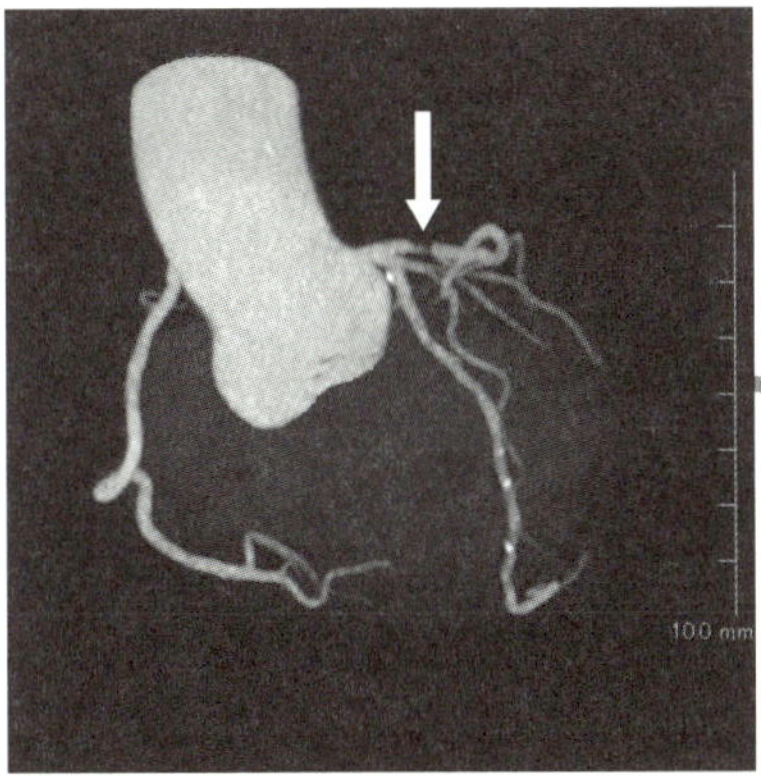

1回の撮影で広い範囲を撮影できるマルチスライスCT（MDCT）画像。矢印の先の血管が細くなっている。

3D画像に加工したもの

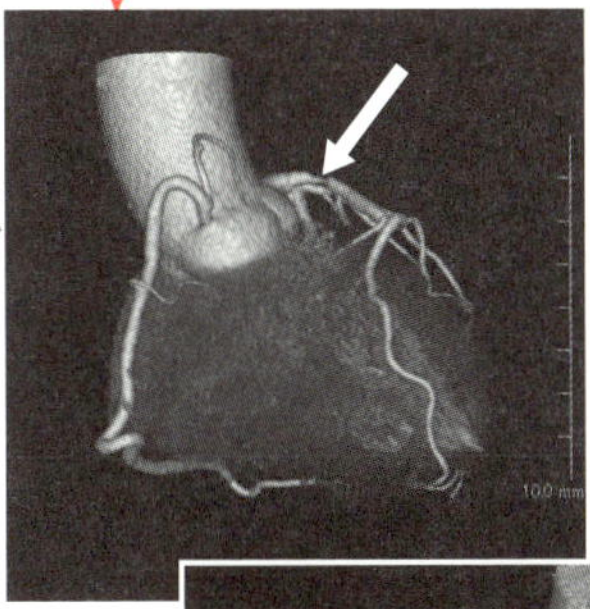

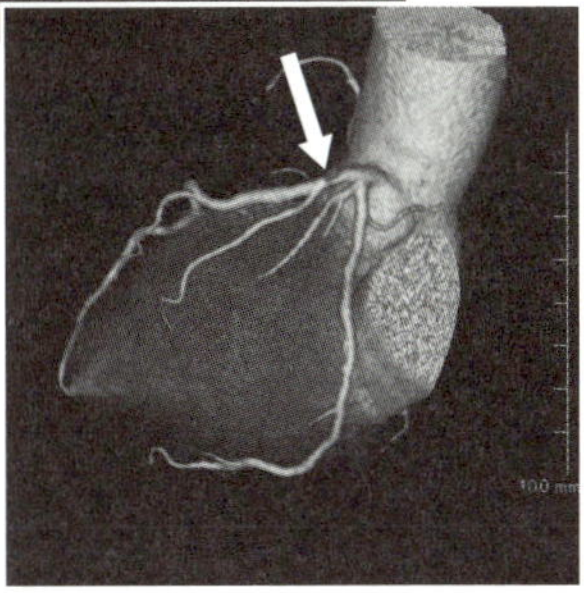

左上のCT画像をボリュームレンダリング（VR）という画像処理によって立体画像に加工したもの。あらゆる角度から狭窄部を観察できる。

血管の内腔もわかる

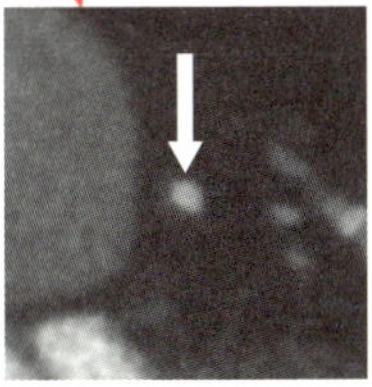

矢印の先の白い丸が血管。その周りのぼんやり薄い灰色に見える部分は、冠動脈の動脈硬化性プラークで、血管の内腔が狭くなっていることを示す。

ほとんど心配ありません。検査時間は約40分ですが、1日2回に分けて、運動時と安静時の検査を行うことが多くなっています。

③ 心筋の厚さや変化を調べる MRI検査

MRI検査は、磁気の振動を利用して体内の水素原子をとらえ、コンピュータで解析して臓器の様子を画像化する検査です。

CT検査に比べると、まだあまり一般的ではありませんが、心筋の厚さに異常がある場合、心筋梗塞によって心筋に変化が起きている場合、また、冠動脈に狭窄があって血流が悪くなっている場合は、その様子をとらえることができます。MRI検査にかかる時間は60分ほどです。

④ 冠動脈を内側から見られる
心臓カテーテル検査

冠動脈の狭窄部の状態を最も詳細に調べることができるのは、心臓カテーテル検査です。カテーテルという細い管をひじや手首、太ももの付け根の血管から挿入し、冠動脈の狭窄部まで通します。

カテーテル検査はいくつか種類がありますが、狭心症や心筋梗塞を診断するときには、冠動脈造影検査が行われます。血管はレントゲンに映らないため、カテーテルを通した状態で冠動脈に造影剤を注射します。この状態で撮影することで、**血管の狭窄や血流が途絶えている場所を特定**できます。

最近では、カテーテルの先に圧力計のついたワイヤーを通すことで、**狭窄部に血液がどのくらい通っているかを直接調べることのできる「FFR検査」**が登場しています（↓左図）。最も正確に狭窄部の血流の状態を調べられる検査で、その後の治療方針を決める上でも非常に有効です。

カテーテル検査は1時間程度で終わりますが、検査後の体調をみるために、入院して行われます。

狭窄部の血流を測定するFFR検査

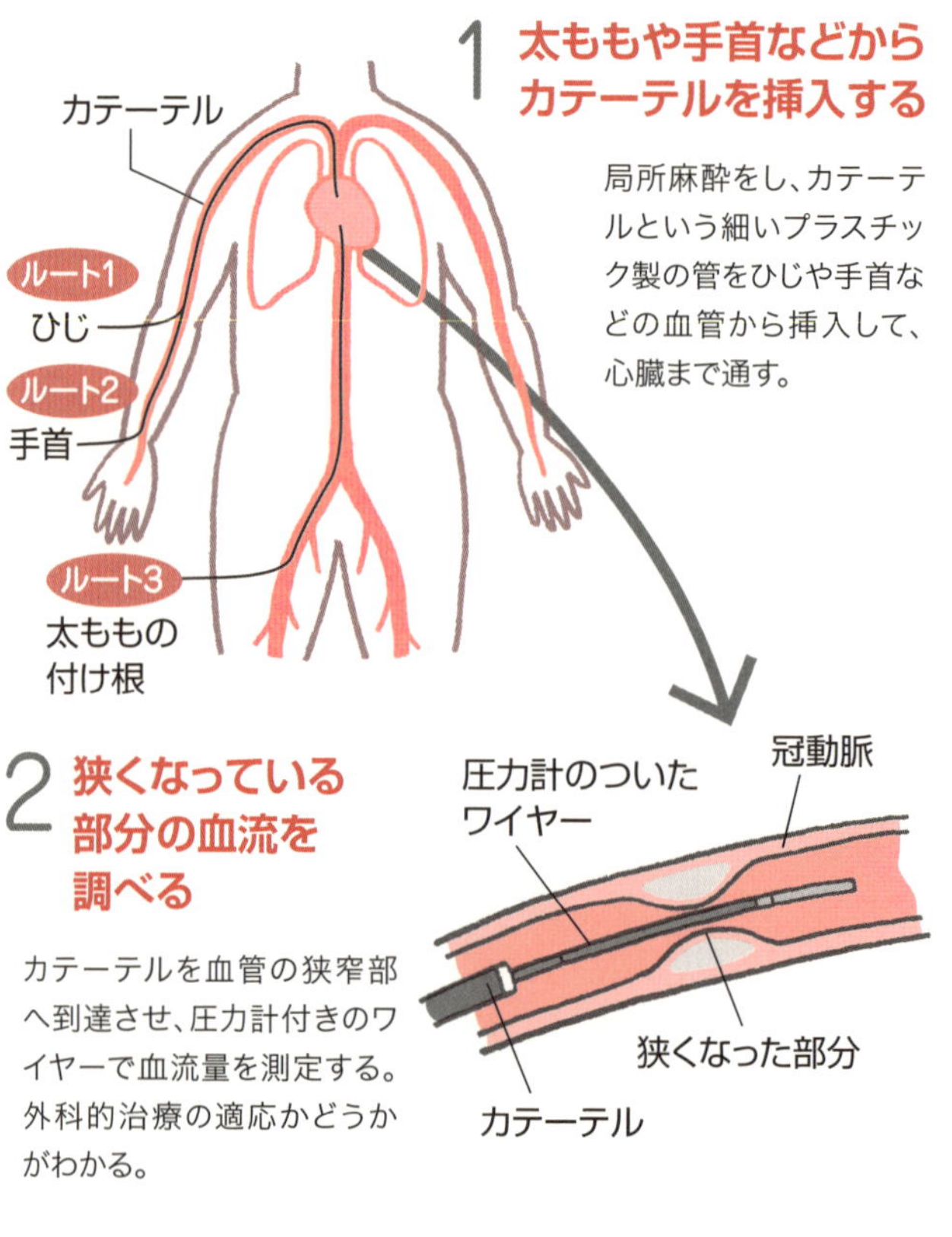

1 太ももや手首などからカテーテルを挿入する
局所麻酔をし、カテーテルという細いプラスチック製の管をひじや手首などの血管から挿入して、心臓まで通す。
カテーテル
ルート1
ひじ
ルート2
手首
ルート3
太ももの付け根
2 狭くなっている部分の血流を調べる
カテーテルを血管の狭窄部へ到達させ、圧力計付きのワイヤーで血流量を測定する。外科的治療の適応かどうかがわかる。
圧力計のついたワイヤー
冠動脈
狭くなった部分
カテーテル

第2章

狭心症・心筋梗塞の発作を防ぐ治療

狭心症や心筋梗塞では、発作を予防したり、鎮めたりする薬物療法や、狭くなった血管を広げたり、新しい血管をつくったりする外科的な治療が有効です。それぞれの治療法について、解説します。発作が起こったときの対処法も知っておきましょう。

狭窄部の状態によって治療法が選択される

薬物療法、カテーテル治療、バイパス手術が治療の3本柱

狭心症の治療は、主に「薬物療法」「カテーテル治療」「バイパス手術」の3つがあります。**冠動脈の狭窄《きょうさく》の程度や、その部分の血流の状態、狭心症のタイプなどによって、治療法が選択されます。**

狭窄があってもそれほど血流が悪化していなければ、発作の再発や動脈硬化の進行を防ぐ、薬物療法で経過を観察します。動脈硬化性プラークのない、**冠れん縮性狭心症や微小血管狭心症では、薬物療法が治療の中心**となります。

動脈硬化性プラークによって血流不足が深刻な場合は、バルーンや金属製の器具などで血管を広げる、カテーテル治療が検討されます。薬物療法では十分な効果が得られないときにも、カテーテル治療が有効です。

狭窄部が複数個所あったり、狭心症発作の回数が増えてきて心筋梗塞のリスクが高くなっている場合は、外科手術が検討されます。狭心症で行われるのは、冠動脈バイパス手術と呼ばれる方法で、狭窄部を迂《う》回する新しい血管をつくります。

一刻も早く血流を再開する必要がある心筋梗塞では、カテーテル治療が優先されます。進行が遅いタイプの心筋梗塞は、バイパス手術が検討されることもあります。

外科医や内科医などから成る「ハートチーム」で最適な治療を探る

循環器内科医と心臓外科医が一丸となって、狭心症や心筋梗塞の患者さんの最善の治療を探るチーム医療「ハートチーム」に取り組む病院が増えています。特に、重症度の高い患者さんは、この体制によって、よりよい結果が得られるといわれています。

狭心症・心筋梗塞の主な治療

1 薬物療法 P50

こんな場合に行われる

- ☑ 狭窄部の血流が保たれている労《ろう》作《さ》性《せい》狭心症
- ☑ 冠れん縮性狭心症
- ☑ 微小血管狭心症　など

狭窄部の血流が十分に保たれている場合は、薬物療法で再発作を防ぐことが重要とされる。また、動脈硬化性プラークがみられない冠れん縮性狭心症の場合は、薬の服用で十分にリスクを低減できる。

カテーテル治療や手術のあとにも必須

カテーテル治療や手術を行った場合でも、治療後の再発作や、血管の再狭窄を防ぐために、薬物療法が必要とされている。

2 カテーテル治療 P60

こんな場合に行われる

- ☑ 狭窄部の血流不足が深刻な労作性狭心症
- ☑ 急性心筋梗塞　など

動脈硬化性プラークにより血流が不足している狭心症の場合や、急性心筋梗塞で一刻も早く血流を回復する必要がある場合は、バルーンやステントなどを用いて血管を広げる治療が行われる。

3 冠動脈バイパス手術 P70

こんな場合に行われる

- ☑ 複数個所で狭窄が起きている労作性狭心症
- ☑ 進行が速くない心筋梗塞　など

狭窄部が複数ある場合や、広範囲に及ぶ場合は、カテーテル治療での改善が難しい。そのため、血液の通り道となる新しい血管をつくる冠動脈バイパス手術が有効になる。

薬物療法

症状を抑え、再発を防ぎ、心臓と血管を守る

狭心症・心筋梗塞の薬は、大きく4種類ある

薬物療法では、冠動脈の血流を改善するなど〝症状に対して働く薬〟のほか、〝動脈硬化を予防・改善する薬〟、〝血栓ができるのを防ぐ薬〟、〝心臓への負担を減らす薬〟などが使われます。

血管がある程度狭くなっていても血流がまだ十分なら、薬物療法が単独で行われます。そのような場合は、カテーテル治療よりもよい結果が得られることがわかってきたためです。また、外科的な治療のあとにも行われます。

① 冠動脈を広げる 硝酸薬

労作性《ろうさせい》狭心症と、冠れん縮性狭心症に共通して用いられるのが、硝酸《しょうさん》薬です。硝酸薬には、**冠動脈を広げて血流をよくする作用や、全身の血管を広げて血圧を下げ、心臓への負担を減らす作用**などがあります。発作が起きたときに用いる即効性のあるものと、発作の予防薬としてふだんから服用する持続性のあるものがあります。

即効性硝酸薬の代表が、「ニトログリセリン」や「硝酸イソソルビド」で、主に錠剤とスプレー薬があります。錠剤は舌の下で溶かし、スプレーは舌の裏に噴霧します。有効成分が舌下の太い血管から吸収されるので、1分ほどで発作が治まります。この薬は常に携帯し、発作が起きたときにすぐ使えるようにします（↓P138）。

即効性硝酸薬を服用すると、急速に血管が開いて、血圧が下がります。そのため、副作用として気分が悪くなったり、立ちくらみが起こったりすることがあります。頭の血管が開くことにより、頭痛を訴える人もいます。座って休める場所で服用しましょう。

「硝酸イソソルビド徐放薬」や「一

狭心症・心筋梗塞に使われる主な硝酸薬

分類名	一般名	商品名	特徴と副作用
硝酸薬	ニトログリセリン	ニトロペン	**特徴** 血管を拡張し、血流を改善する。即効性があり、発作が起こったときに服用するタイプ（主に舌下錠、スプレー薬）と、持続性があり、発作を予防する目的で使うタイプ（主にテープ）がある。 **副作用** 立ちくらみや頭痛が起こることがある。
		バソレーター	
		バソレーターテープ	
		ミリスロール	
		ミオコール	
		ミリステープ	
		ニトロダームTTS	
		ミニトロテープ	
		メディトランステープ	
	硝酸イソソルビド	ニトロール など	
	硝酸イソソルビド徐放剤	ニトロールR、フランドル など	
	一硝酸イソソルビド	アイトロール など	
冠拡張薬	ニコランジル	シグマート など	

先生、教えて！ 薬には「一般名」や「商品名」があるけど、どこを見ればいいの？

薬効や作用を表す最も大きな区分を「分類名」といいます。「一般名」は有効成分を表しており、「商品名」は製薬会社が名付けます。薬のシートに書かれているのは商品名で、処方されるときに渡される薬の説明書には、商品名と一般名、どちらも書かれています。病気に関する一般向けの本や医師の説明では分類名が使われることもあります。P51～59の表では分類名、一般名、商品名を併記したので、照らし合わせて確認してみてください。

硝酸イソソルビド」は、持続性のある硝酸薬で、発作の予防のために長期的にのみ続けます。長く服用するうちに体が慣れ、効果が薄れてくるため、一定期間、休薬したり、のむタイミングを変えるなどの指示が出る場合があります。

また、硝酸薬ではありませんが、発作の再発を防ぐ目的で、**「ニコランジル」**という薬も使われます。**心臓の血流を改善**するほか、**心筋を保護する作用**があります。

❷ 心筋の興奮を抑える β遮断薬

β《ベータ》遮断薬は、**心拍数を減らして心臓の活動量を抑える作用**があります。それにより心臓の負担を減らし、発作の再発を防ぎます。運動時に心臓が必要とする血液量も減るため、**労作性狭心症に有効**です。また、なかには狭心症発作の症状を感じにくい患者さんがいるのですが、そんな人にも適しています。症状が現れないと心臓に負担がかかっていることに気付きにくくなるので、β遮断薬で心臓の負担を軽減します。

ただし、脈が極端に遅い人（徐脈）は、心不全を起こす危険があるため、慎重に処方されます。また、血管拡張作用は不十分なので、カルシウム拮抗《きっこう》薬や硝酸薬と併用されることが多くなっています。

❸ 血管の収縮を防ぐ カルシウム拮抗薬

冠れん縮性狭心症に効果的なのが、カルシウム拮抗薬です。

カルシウムイオンが血管の細胞に流れ込むと、血管は収縮します。カルシウム拮抗薬は、その入り口を塞いで、**血管の収縮を抑える働き**があります。末梢の細い動脈が広がり、血圧も下がります。

作用の強いタイプと穏やかなタイプがありますが、作用が強いものは血圧を大きく変動させ、心臓の負担となります。そのため、狭心症や心筋梗塞の治療では、作用の穏やかなものが使われます。

冠れん縮性狭心症の場合は、発作の起こりやすい就寝前と起床時に毎日服用することで、発作を防ぐことができます。また、微小血管狭心症の発作にも有効な場合があります。

血管を広げる作用によって、顔のほてりやのぼせ、めまいなどの副作用が現れることがあります。

狭心症・心筋梗塞に使われる主なβ遮断薬・カルシウム拮抗薬

分類名	一般名	商品名	特徴と副作用
β遮断薬	アテノロール	テノーミン など	**特徴** 心拍数を減らす作用があり、運動したときや興奮したときの発作を起こりにくくする。 **副作用** 脈拍が遅くなりすぎて、息切れや倦怠《けんたい》感などが起こることがある。
	ビソプロロール フマル酸塩	メインテート など	
	メトプロロール 酒石酸塩	ロプレソール、セロケン など	
	アセブトロール塩酸塩	アセタノール	
	セリプロロール塩酸塩	セレクトール など	
	ニプラジロール	ハイパジール	
	プロプラノロール塩酸塩	インデラル など	
	ナドロール	ナディック	
	カルテオロール塩酸塩	ミケラン など	
	ピンドロール	カルビスケン など	
	アロチノロール塩酸塩	アロチノロール塩酸塩「DSP」など	
	カルベジロール	アーチスト など	
カルシウム拮抗薬	アムロジピンベシル酸塩	ノルバスク、アムロジン など	**特徴** 血管を広げて症状を起こりにくくする働きがあり、すべてのタイプの狭心症に有効。 **副作用** ほてりやのぼせ、めまいが起こることがある。
	エホニジピン塩酸塩 エタノール付加物	ランデル	
	ニソルジピン	バイミカード など	
	ニトレンジピン	バイロテンシン など	
	ニフェジピン	アダラート、セパミット など	
	ニフェジピン徐放剤	アダラートL、セパミット-R、アダラートCR など	
	ベニジピン塩酸塩	コニール など	
	ジルチアゼム塩酸塩	ヘルベッサー など	

薬物療法

動脈硬化を防ぐ薬で進行を食い止める

① LDLをできにくくする スタチン

発作の再発を防ぐため、動脈硬化を改善する薬も用いられます。代表的な薬のスタチンは、**肝臓でコレステロールが合成されるのを阻害し、悪玉のLDLコレステロール値を下げます。プラークを安定させる作用**もあり、LDL値が低くても、動脈硬化が進んでいる人は服用がすすめられています。

近年、スタチンには、**血管を拡張させる一酸化窒素（NO《エヌオー》）という物質の分泌を促す作用**もあることがわかり、冠れん縮性狭心症の患者さんにも使われています。

まれに、筋肉の細胞や肝臓に障害が起こる副作用が現れます。筋肉痛や発熱、茶色い尿などが現れた場合は、医師に伝えましょう。

② コレステロールの吸収を抑える エゼチミブ

スタチンを服用してもコレステロールが十分に下がらない場合は、エゼチミブの服用が検討されます。

エゼチミブは、**小腸でのコレステロールの吸収を阻害する**薬です。スタチンとは異なるしくみで作用するため、2つの薬を併用することもあります。

③ 高い効果が期待できる新薬 PCSK9阻害薬

PCSK9《ピーシーエスケーナイン》阻害薬は、2016年に登場した新しい薬です。**LDLコレステロールを大幅に低下させ、動脈硬化を改善**します。月に1～2回の注射が必要で、スタチンと併用されます。

高額な薬のため、まだ対象が限られています。家族性高コレステロール血症の人（↓左ページコラム）や、糖尿病を合併している人、心筋梗塞を発症したことがあってLDLコレステロールを十分に下げられていない人が対象です。

狭心症・心筋梗塞に使われる主な脂質異常症の治療薬

分類名	一般名	商品名	特徴と副作用
スタチン	プラバスタチンナトリウム	メバロチン など	**特徴** LDLコレステロールをできにくくするほか、血管を拡張する効果も期待できる。 **副作用** まれに、筋肉の細胞が壊死する横紋筋融解《おうもんきんゆうかい》症や、肝機能障害が起こることがある。
	シンバスタチン	リポバス など	
	フルバスタチンナトリウム	ローコール など	
	アトルバスタチンカルシウム水和物	リピトール など	
	ピタバスタチンカルシウム水和物	リバロ など	
	ロスバスタチンカルシウム	クレストール など	
小腸コレステロールトランスポーター阻害薬	エゼチミブ	ゼチーア	**特徴** 小腸でのコレステロールの吸収を阻害する。 **副作用** 便秘や下痢、発疹などが起こることがある。
PCSK9阻害薬	エボロクマブ	レパーサ	**特徴** LDLコレステロールを回収・分解する作用を促進させる。 **副作用** 注射した部位の痛みや腫れ、糖尿病が起こることがある。
	アリロクマブ	プラルエント	

動脈硬化のリスクが高まる 家族性高コレステロール血症とは

遺伝的にLDLコレステロール値が高くなる病気を「家族性高コレステロール血症」といいます。若いころから動脈硬化が進むため、できるだけ早期に治療を始めることが必要です。アキレス腱が厚くなったり、黒目のフチが黄色くなったりするのが特徴です。

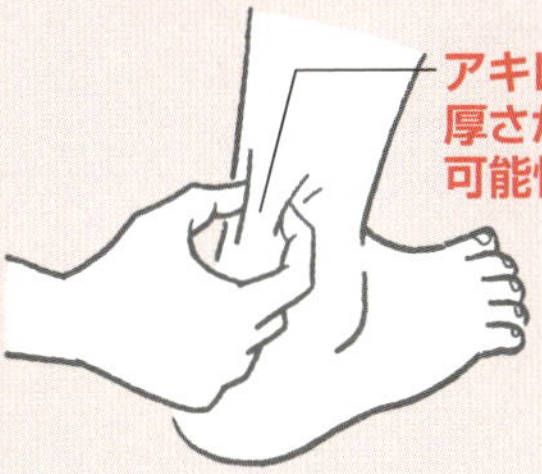

血栓をできにくくする薬で、突然死を防ぐ

❶ 血小板の作用を弱める 抗血小板薬

抗血小板薬は、**血液を固める性質のある血小板の作用を弱めて、血栓ができるのを防ぐ**薬です。動脈硬化性プラークによる狭心症の場合は、血栓によって心筋梗塞を発症する危険性が高いため（↓P26）、その予防目的で使われます。

これまで多く使われてきたのは、消炎鎮痛薬の「アスピリン」です。抗血小板作用もあることから、狭心症の治療では、少量のアスピリンを服用するのが一般的です。しかし、胃潰瘍やぜんそくなどの副作用があることや、単独では効果があまり高くないことから、最近では「クロピドグレル硫酸塩」や「プラスグレル塩酸塩」などが使われることが増えています。

これらの薬は、「チエノピリジン系」と呼ばれることもあります。副作用が少なく、かつ高い効果も期待できます。脳の血管が詰まる脳梗塞の治療では、クロピドグレルが第一選択薬になっています。

抗血小板薬は、冠動脈を広げるカテーテル治療のあとにもよく用いられます。治療後1～3か月間ほどは、血栓ができる可能性があるためです（↓P68）。

❷ 合併症がある場合に効果的 抗凝固薬

抗凝固薬は、**血液が固まるときに関わっているビタミンKの作用を抑え、血栓を防ぐ**薬です。抗血小板薬と同じような効果があります。広く使われているのは、「ワルファリンカリウム」です。

心室の壁が薄くなり、コブのように膨らむ「左室瘤《りゅう》」という病気を合併している場合や、「心房細動」という不整脈がある場合など、特殊なケースで使われることがあります。血栓ができるリスクが高くなるためです。

狭心症・心筋梗塞に使われる主な抗血小板薬・抗凝固薬

分類名	一般名	商品名	特徴と副作用
抗血小板薬	アスピリン	バイアスピリン など	特徴 抗血小板薬として使われる場合は、少量から用いる。 副作用 胃腸の出血やぜんそくが起こることがある。
抗血小板薬（P2Y12阻害薬）	クロピドグレル硫酸塩	プラビックス など	特徴 アスピリンより高い効果が期待でき、副作用も少ない。 副作用 歯ぐきや鼻からの出血、皮膚に内出血が起こりやすくなったり、出血が止まりにくくなる。
	プラスグレル塩酸塩	エフィエント	
	チカグレロル	ブリリンタ	
抗凝固薬	ワルファリンカリウム	ワーファリン、ワルファリンK「NP」など	特徴 心筋梗塞の合併症で左室瘤を起こしている場合などに、再発予防薬として使われる。 副作用 歯ぐきや鼻からの出血、皮膚に内出血が起こりやすくなったり、出血が止まりにくくなる。

先生、教えて！ 薬と食べ合わせの悪い食品はある？

狭心症や心筋梗塞の治療で使われる薬の中には、特定の食品との相互作用に注意が必要なものがあります。

例えば、カルシウム拮抗《きっこう》薬はグレープフルーツジュースと一緒にのむと、作用が強く出すぎる危険性があります。

また、ワルファリンカリウムは、ビタミンKの豊富な納豆やクロレラなどと一緒にのむと、効果が弱まります。

自分が服用する薬については主治医や薬剤師の説明を聞き、疑問点があれば質問しましょう。

心臓を守る薬で心不全を防ぐ

❶ 心筋や血管を保護する ACE阻害薬

ACE（アンジオテンシン変換酵素）阻害薬は、虚血性心疾患《きょけつせいしんしっかん》の危険因子の1つである、**高血圧を改善する**薬です。

血圧を上昇させるメカニズムの1つは、腎臓が中心となる「レニン・アンジオテンシン系」という一連の反応です。腎臓からレニンというホルモンが分泌されると、アンジオテンシンⅠがつくられます。これはACEによってアンジオテンシンⅡに変換されますが、このホルモンが血管を収縮させ、血圧を上げるのです。

ACE阻害薬は、アンジオテンシンⅡの生成を阻害することで、血圧上昇を防ぎます。血圧が下がると心臓への負担が減るため、狭心症や心筋梗塞の人に有効です。

さらに、ACE阻害薬は、心臓の組織に作用し、**心筋や血管を保護して、心不全の予防や改善にも効果的**なことがわかっています。

そのため、心筋梗塞を発症し、外科的な治療を行ったあと、心臓の働きを保つ目的で使われます。

副作用として空咳《からぜき》が起こることがあります。生活に支障がある場合は、医師に相談しましょう。

❷ 心筋梗塞の再発を防ぐ ARB

ARB（アンジオテンシンⅡ受容体拮抗薬《きっこう》）は、血管を収縮させるアンジオテンシンⅡの働きを抑え、**血圧を低下**させます。血管を収縮させたり、心拍数を増やす**交感神経の働きを抑える作用**もあり、心臓の負担が軽減されます。

また、心臓や腎臓を保護する働きがあるため、**心不全や心肥大の悪化を防ぐ**ことができ、心筋梗塞の再発予防の目的で使われます。

ACE阻害薬で副作用が出た場合は、ARBに切り替えます。

狭心症・心筋梗塞に使われる主なACE阻害薬・ARB

分類名	一般名	商品名	特徴と副作用
ACE(アンジオテンシン変換酵素)阻害薬	カプトプリル	カプトリル など	**特徴** 血管を拡張して血圧を下げ、心臓の負担を軽くする。心筋や血管を保護し、心不全や糖尿病の合併症を防ぐ作用もある。 **副作用** 空咳が出ることがある。高齢者や腎機能が低下している人は、血圧が下がりすぎる場合がある。
	エナラプリルマレイン酸塩	レニベース など	
	アラセプリル	セタプリル など	
	デラプリル塩酸塩	アデカット	
	シラザプリル水和物	インヒベース など	
	リシノプリル水和物	ロンゲス、ゼストリル など	
	ベナゼプリル塩酸塩	チバセン など	
	イミダプリル塩酸塩	タナトリル など	
	テモカプリル塩酸塩	エースコール など	
	キナプリル塩酸塩	コナン	
	トランドラプリル	オドリック、プレラン など	
	ペリンドプリルエルブミン	コバシル など	
ARB(アンジオテンシンⅡ受容体拮抗薬)	ロサルタンカリウム	ニューロタン など	**特徴** 血管を拡張したり、血液量の増加を抑えたりする作用によって血圧を下げ、心臓の負担を軽くする。心臓や腎臓の障害が悪化するのを防ぐ効果もある。 **副作用** 頭痛やめまい、吐き気、ほてりが起こることがある。
	カンデサルタンシレキセチル	ブロプレス など	
	バルサルタン	ディオバン など	
	テルミサルタン	ミカルディス など	
	オルメサルタンメドキソミル	オルメテック など	
	イルベサルタン	イルベタン、アバプロ など	
	アジルサルタン	アジルバ	

カテーテル治療

狭くなった血管を広げ、血流を改善する

血管やプラークの状態によって器具を使い分ける

狭心症によって冠動脈が血流不足になっている場合や、心筋梗塞の場合には、血管の内腔《ないくう》を広げるカテーテル治療が行われます。

直径2㎜ほどのカテーテルという細い管を、皮膚に開けた小さな穴から血管に挿入して患部の血流を回復する治療法です。脳や肝臓、消化器などの治療でも行われています。冠動脈でのカテーテル治療は、「冠動脈インターベンション」と呼ばれることもあります。

狭心症や心筋梗塞の治療では、血管に造影剤を入れてエックス線をあて、カテーテルの位置を確認しながら、冠動脈の狭窄《きょうさく》部や血栓が詰まった部分まで到達させます。患部にたどり着いたら、バルーンやステントという専用の器具で冠動脈を広げ、血流を復活させます。**どの方法で血管を広げるかは、狭窄のある血管の太さや場所、動脈硬化性プラークの状態などから判断**されます（→P62～67）。

局所麻酔をするため、痛みはほとんどありません。皮膚に開ける穴も直径わずか数ミリですから、**手術よりも治療後の回復が早い**ことがメリットです。

カテーテル治療の効果

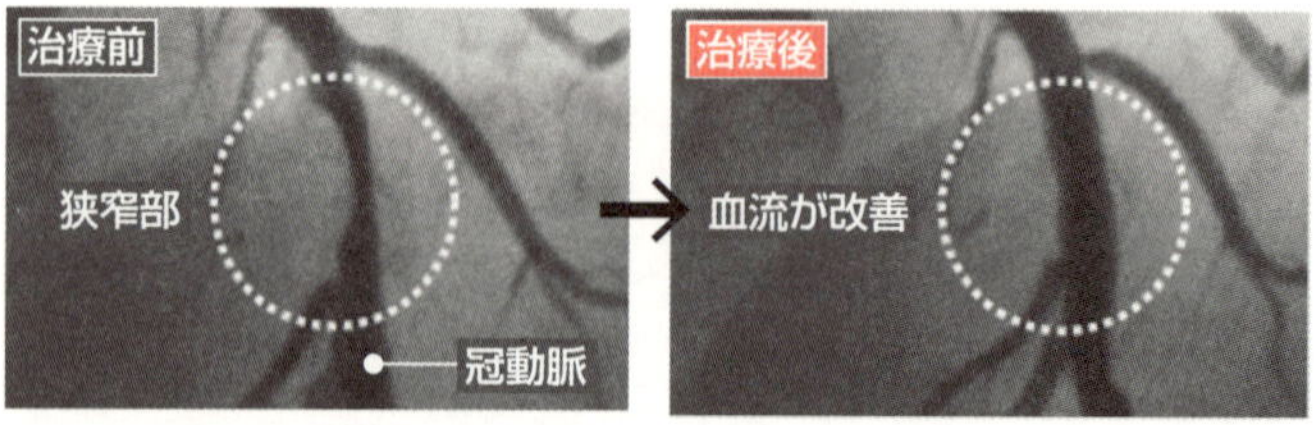

左は、狭心症のある冠動脈の様子。黒く見えるのが血管で、丸く囲んだ部分で血液の通り道が狭くなっているのがわかる。右は、ステント治療（→P64）によって、狭窄部の血流が改善している。

カテーテル治療の流れ

1 局所麻酔をして、太ももや手首、ひじの動脈から（下図のルート1〜3）カテーテルを入れる。

2 カテーテルの内部を通して、ガイドワイヤーという細い針金を冠動脈の狭窄部まで送り込む。

3 ガイドワイヤーをレールとしてバルーンやステントを到達させ、狭窄部を広げる。

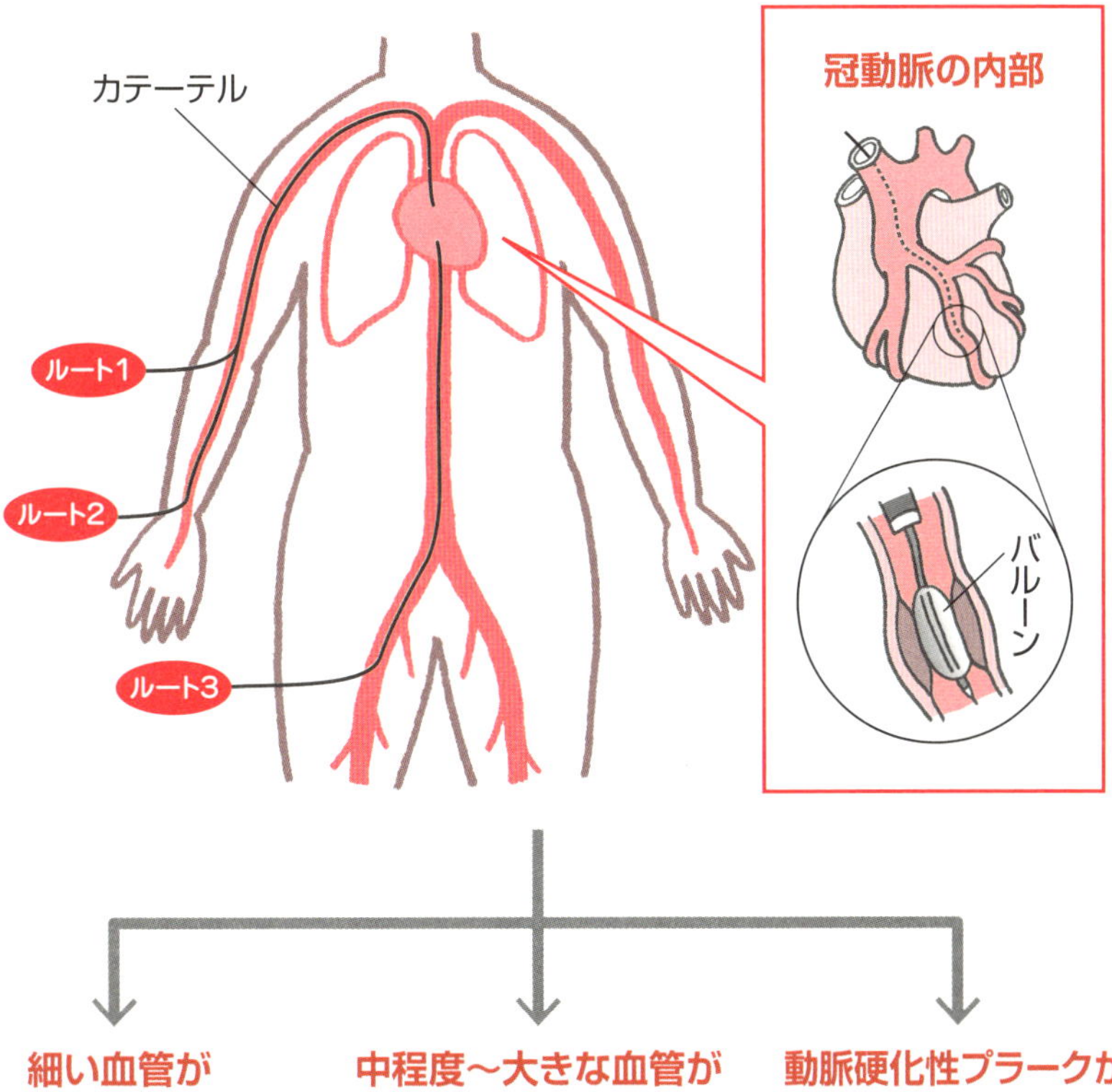

細い血管が狭窄している

薬剤コーティングバルーンによる治療が行われる
P62

中程度〜大きな血管が狭窄している

薬剤溶出性ステントによる治療が行われる
P64

動脈硬化性プラークが石灰化して硬くなっている

ロータブレーターによる治療が行われる
P66

カテーテル治療――バルーン治療

バルーンを膨らませて、血管を物理的に広げる

細い血管にも行うことができる治療

バルーン治療は、カテーテルを使って**細長い風船のような器具を狭窄《きょうさく》部に送り込み、そこで膨らませて血管を広げる**方法です。バルーンを膨らませた状態を数十秒〜1分ほど保ち、空気を抜いてすぼめます。これを数回繰り返して、血管が十分に広がって元に戻らないことが確認できたら、バルーンをしぼませ、カテーテルと一緒に引き抜きます。

バルーン治療は、**枝分かれした細い血管にも行うことができる**のが利点です。しかし、広げた部分が治療後3〜6か月で再狭窄を起こすことがあります。冠動脈を広げるときに血管壁が傷つくと、それに反応して血管壁の細胞が増殖することがあるからです。

そのため近年では、バルーンの表面に再狭窄を予防する効果のある薬が塗られた**「薬剤コーティングバルーン」**による治療が増えてきています。

単独で実施されることはほとんどない

バルーン治療は前述のように、再狭窄のリスクを伴うことから、単独で実施される機会は、実はさほど多くありません。**ほとんどの場合は、「ステント治療**（↓P64）**」と一緒に行われています。**折りたたんだ状態で血管内に挿入されるステントを、患部で広げて血液の通り道を確保する際に、バルーンが使用されるのです。

また、ステントを留置した場所に再狭窄が起こった場合にも、バルーン治療が効果的です。狭くなったステントの内部でバルーンを膨らませ、血管を広げます。この時、再狭窄を防ぐために、薬剤コーティングバルーンも積極的に使われています。

薬剤コーティングバルーンによる治療

1 冠動脈の狭窄部までカテーテルを通す

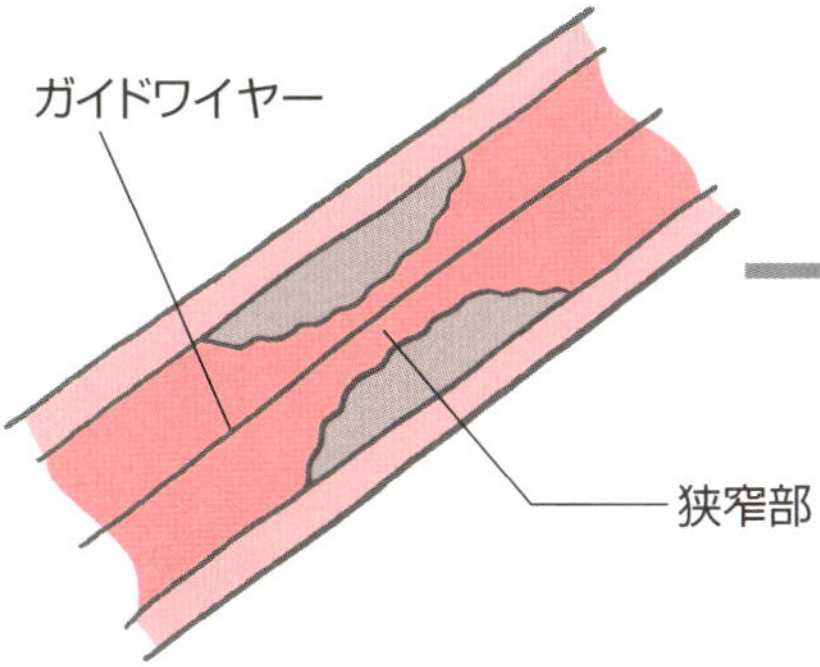

エックス線でカテーテルの位置を確認しながら、ガイドワイヤーを狭窄部の先まで通す。

2 ガイドワイヤーを伝って、バルーンを挿入する

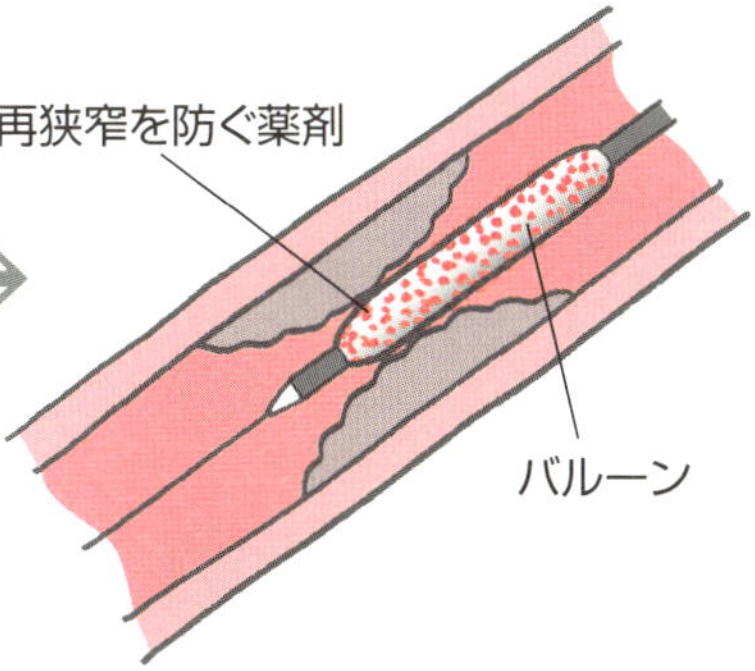

ガイドワイヤーを軸にして、バルーンがちょうど狭窄部の位置にくるように調整する。

3 バルーンを膨らませる

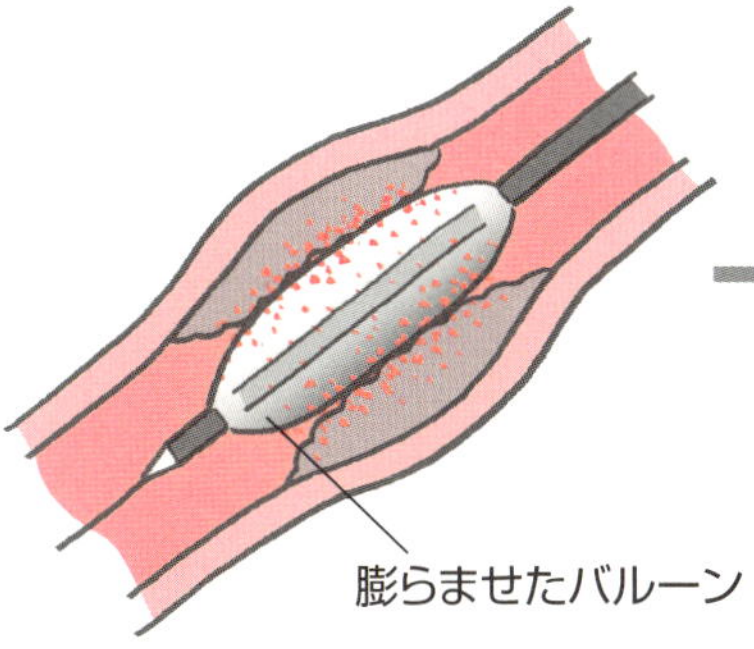

バルーンを数十秒〜1分ほど膨らませた状態にして、血管を内側から押し広げる。その後、一度空気を抜き、再びバルーンを膨らませる。これを数回、繰り返す。

4 バルーンを引き抜く

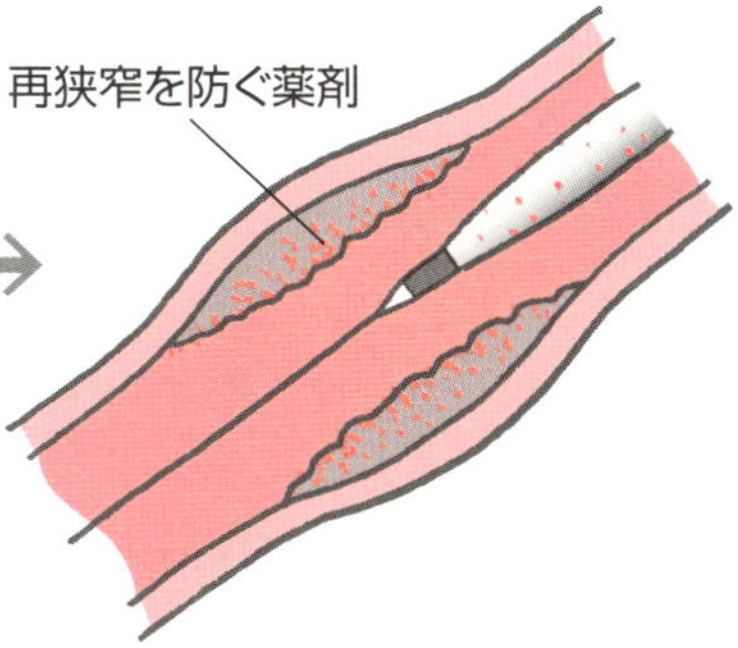

狭窄部が十分に広がったらバルーンをしぼませ、カテーテルとともに抜き取る。バルーンの表面に塗られた、再狭窄を防ぐための薬剤が、血管の内側に残る。

カテーテル治療――ステント治療

金属製の網の筒を留置して、血管を広げる

狭心症の治療の中で最も多く行われている

ステント治療は、狭心症・心筋梗塞の治療の主流となっています。

ステントとは、ステンレススチールやコバルト合金などでできたメッシュ（網）の筒です。

治療の際は、折りたたんだステントをバルーンにかぶせ、冠動脈の狭窄《きょうさく》部まで挿入します。**バルーンを膨らませるとステントが広がり、血管の内腔《ないくう》を広げることができます。**ステントはそのまま血管内に残すため、狭心症や心筋梗塞の再発を防ぐことができます。

再狭窄を防ぐ薬剤を含んだステントが使われる

ステントにはいくつか種類があります。現在、主流になっているのは、**「薬剤溶出性ステント」**です。

ステントを入れると、その部分に炎症反応が起こり、細胞が増殖して、血管が再び狭くなることがあります。ステント治療は20年以上前から行われていますが、その当時は、2～3割の人に再狭窄がみられました。

この再狭窄を防ぐために開発されたのが、薬剤溶出性ステントです。表面には、再狭窄を防ぐ免疫抑制剤などが塗布されており、体内で1か月ほどかけてじわじわと薬剤が溶け出します。薬剤溶出性ステントの登場により、**ステント治療による再狭窄の発生率は数%にまで低下**しました。それでも再狭窄が起こった場合には、バルーン治療で再び血管を広げます。

また、最近では「生体吸収性スキャフォールド」という新しいタイプのステントの研究も進んでいます。数年以内に自然に分解して吸収されるため、ステントを入れた箇所が慢性的な炎症を起こして、そこに新たな動脈硬化が発生するのを防ぐ効果が期待されています。

薬剤溶出性ステントによる治療

1 狭窄部にステントとバルーンを挿入する

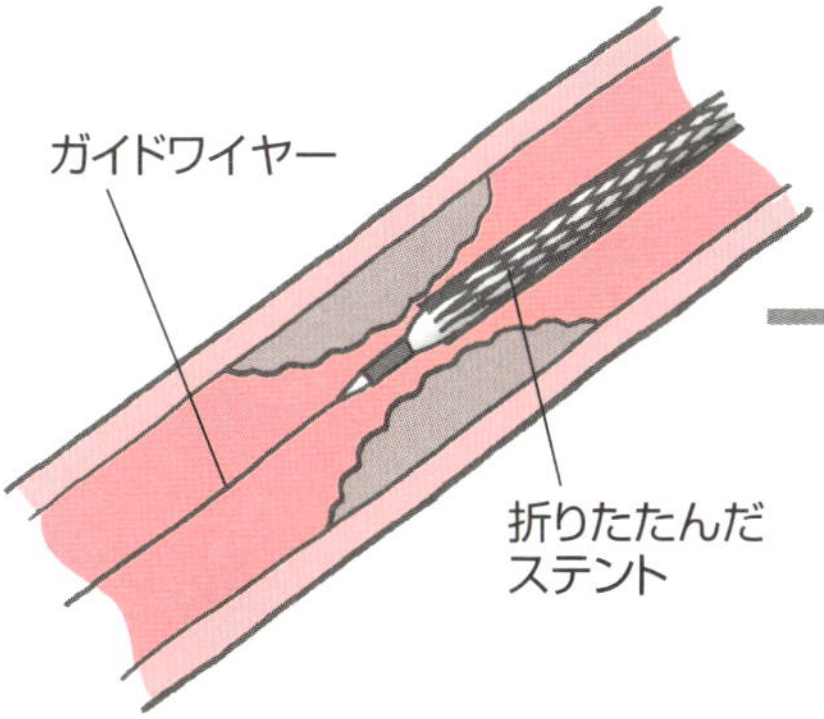

ガイドワイヤーを軸にして、バルーンにステントをかぶせ、カテーテルを狭窄部まで通す。

2 バルーンを膨らませ、ステントを広げる

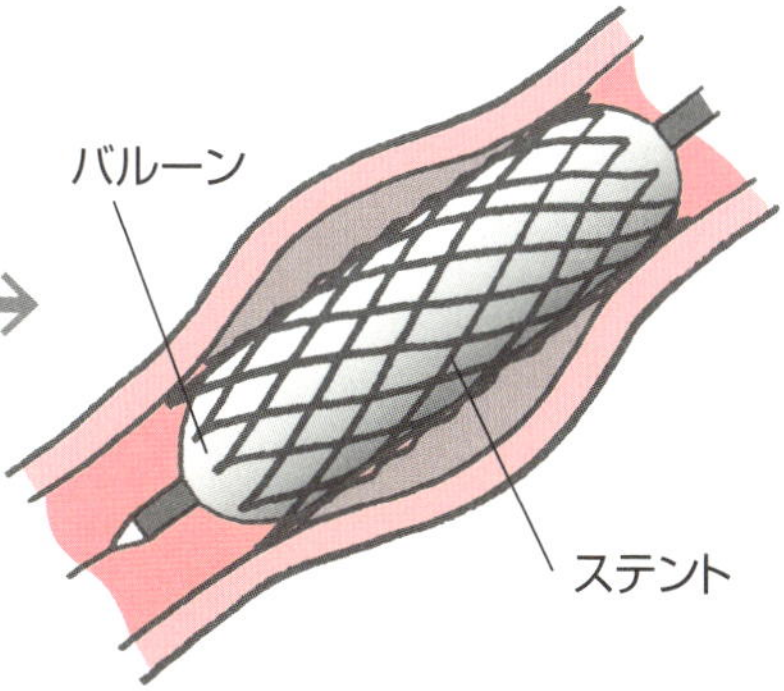

バルーンを膨らませて血管とステントを広げ、ステントを血管壁に圧着させる。

3 バルーンとカテーテルを引き抜く

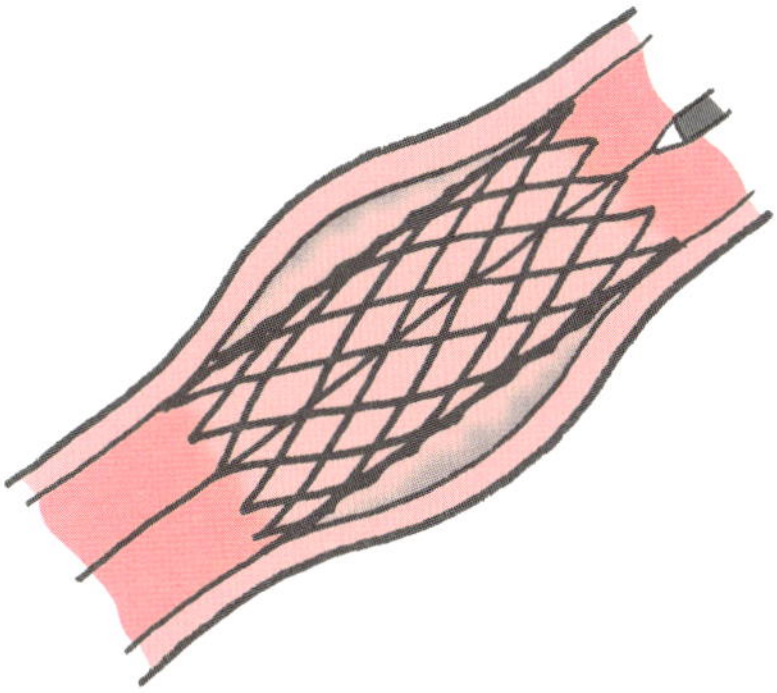

バルーンをしぼませ、ステントを残してカテーテルを引き抜く。ステントからは、再狭窄を防ぐ薬剤が徐々に溶け出す。

薬剤溶出性ステント

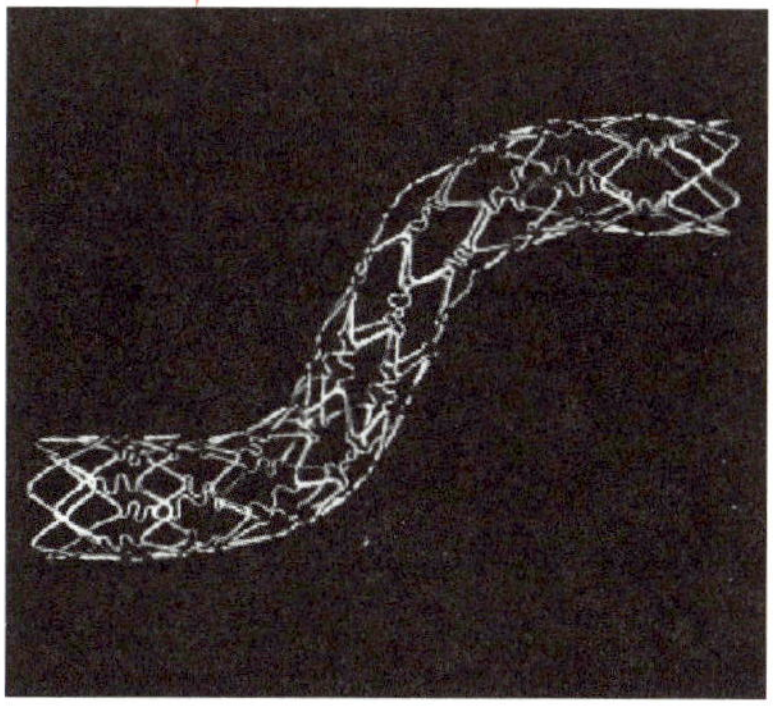

薬剤溶出性ステント。血管に合わせて曲がる。表面は、再狭窄を防ぐ効果のある免疫抑制剤や抗がん剤でコーティングされている。

カテーテル治療——ロータブレーター

狭窄部の硬くなったプラークを削る

プラークが石灰化している場合に検討される

動脈硬化が進行すると、動脈硬化性プラークの中にカルシウムが沈着して硬くなる、石灰化が起こります。すると血管自体も硬くなり、バルーンで十分に広げられないため、ステントを留置することもできなくなってしまいます。

そのような場合に有効なのが、「ロータブレーター」による治療です。ロータブレーターの先端はドリルのようになっており、ダイヤモンドチップが埋め込まれています。これを高速回転させること

で、**石灰化して硬くなったプラークを粉砕**します。粉砕されたプラークは赤血球ほどの微細な大きさになり、血液と一緒に運ばれて腎臓から排泄されます。まれに、粉砕したプラークが末梢の血管に詰まることがあります。

ロータブレーターでプラークを削ったあとは、ステント治療を行い、冠動脈を広げます。

日本以外ではほとんど行われない高度な治療法も

行われる頻度は多くありませんが、「DCA（方向性冠動脈粥腫《じゅくしゅ》切除術）」というカテーテル治療もあります。枝分かれした血管を治療する場合や、ステント治療が適さない場合などに有効です。

DCA治療では、片側に回転する刃が、もう片方にはバルーンが内臓された筒状の器具が付いています。これをカテーテルで狭窄《きょうさく》部まで送り込み、バルーンを膨らませて、刃の部分をプラークに押し付けます。刃を回転させながら前後に動かし、プラークを削り取ります。削られたプラークは器具の中に回収され、カテーテルと一緒に体外へ出すことができます。

非常に高度な技術が必要なため、海外ではほとんど行われていませんが、日本では一部の医療機関で行われることがあります。

ロータブレーターによる治療

1 ロータブレーターを回転させ、プラークを粉砕する

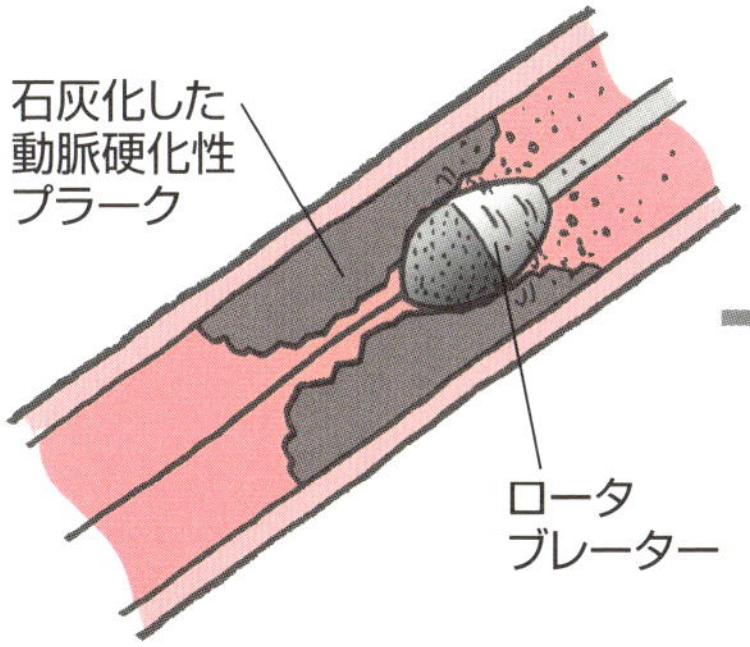

カテーテルにロータブレーターを取り付け、狭窄部まで通す。ドリルを高速回転させ、硬くなったプラークを粉砕する。

2 プラークを削り終えたら、ロータブレーターを引き抜く

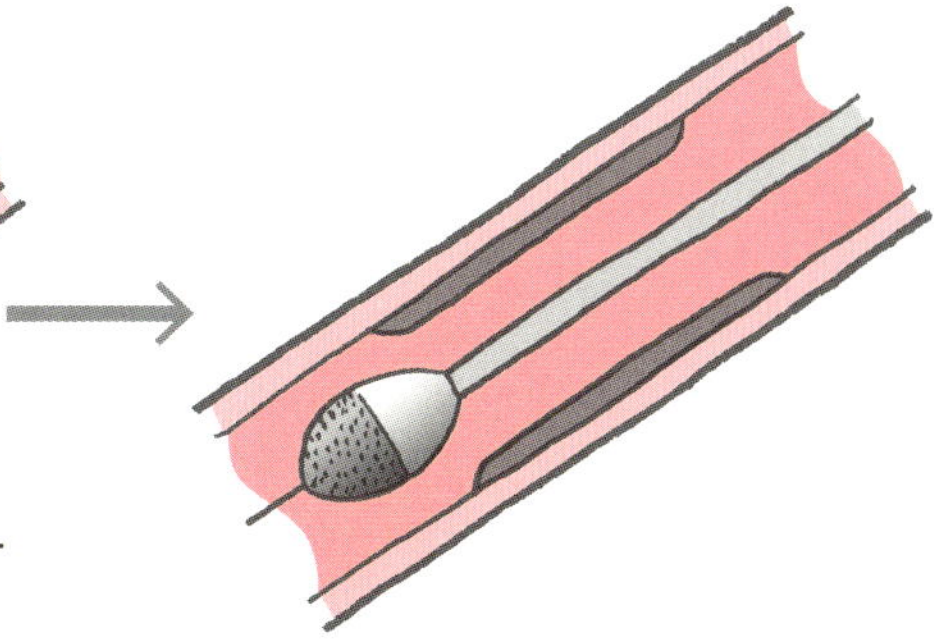

石灰化したプラークを削って狭くなった血管が十分に広がったら、カテーテルとロータブレーターを抜き取る。

先生、教えて！ ロータブレーターは血管を傷つけない？

ロータブレーターは、硬い部分のみを削り、柔らかい部分は削らないしくみになっています。動脈の内側は柔らかい組織なので、基本的には血管を傷つけることはないといわれています。とはいえ、狭い血管内での治療のため、血管を傷つけてしまう可能性は完全には捨てきれません。

そのため、カテーテル治療の症例数や成功率などの基準を満たしている一部の医療機関でのみ、実施が許可されています。

ロータブレーターの先端

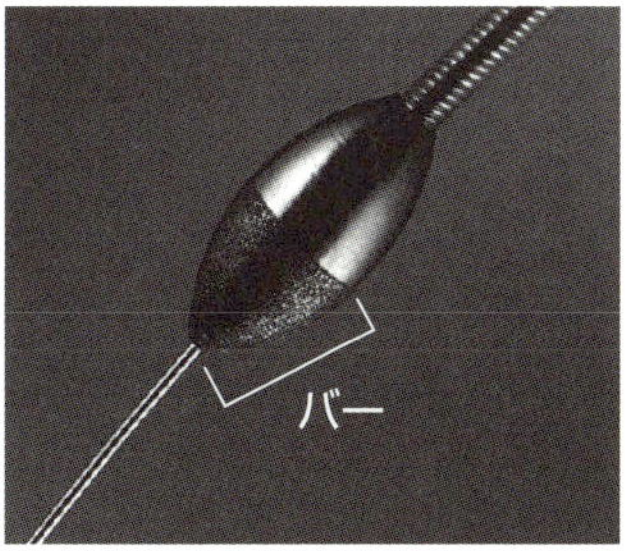

バーと呼ばれるドリルの先端部分にはミクロダイヤモンドが埋め込まれており、毎分14万～19万回の速さで高速回転する。

カテーテル治療

治療後は薬物療法で再発を防ぐことが必須

体への負担が小さく、入院期間は2〜4日間

カテーテル治療は、いずれの場合も入院が必要になります。ただ、治療は局所麻酔で行われ、傷も小さいため、入院期間は一般的に2〜4日と短く済みます。

医療機関や病状によって多少の違いはありますが、狭心症であれば治療の前日に入院し、治療の翌日か翌々日には退院となることが多いようです。心筋梗塞の場合は、治療後に心臓の状態を安定させたり、心臓リハビリテーション（↓P78）を受ける必要があるため、入院期間が1〜3週間になります。

金属アレルギーがある場合や腎機能が著しく低下している場合は、カテーテル治療は受けられないことがあります。

退院後は定期検査と薬物療法で経過を観察する

カテーテル治療では、血管がわずかに傷つくことがあります。その傷を治そうとする機能が働くと、細胞が増殖して、冠動脈に再狭窄《きょうさく》が起こります。そのため、**退院後1年間ほどは定期的な検査が必要**です。

また、金属製のステントは、血管内で異物とみなされ、排除しようとする免疫反応が起こることがあります。すると、ステント内に血栓ができ、それによって血管が塞がることがあります。これを**「ステント血栓症」**といいます。この予防のため、ステント治療後、数か月から1年ほどは、2種類の抗血小板薬（↓P56）を服用します。その後は1種類に減薬し、生涯にわたってのみ続けます。

さらに、狭心症や心筋梗塞の再発を防ぐために、β《ベータ》遮断薬（↓P52）や動脈硬化を防ぐ薬（↓P54）、ACE阻害薬（↓P58）などをのみ続ける必要があります。

カテーテル治療の入院から退院までの目安

治療前日

入院

- 血液検査、胸部エックス線、心電図検査などを受ける
- 自分が受けるカテーテル治療について説明を受ける

治療についての疑問や不安があれば、医師に相談しておく。

治療当日

- 点滴を始める
- カテーテル治療室へ移動し、局所麻酔をする

カテーテル治療を行う

- 医師の指示に従い、安静に過ごす

治療時間は病状や医療機関によって差があるが、30分～2時間ほど。心筋梗塞でカテーテル治療を行った場合は、心臓リハビリテーションなどを行う必要があるため、入院期間は1～3週間ほどになる。

翌日～数日後

退院

[退院後の注意点]

- 医師の指示通りに薬を服用する
- 退院後は定期的に受診し、検査を受ける
- 異常や気になることがあれば、すぐ主治医に相談する

血液の新しい通り道をつくって心筋梗塞を防ぐ

体への負担は大きいが、再発を確実に予防できる

「冠動脈バイパス手術」は、冠動脈の血流が悪くなったり途絶えたりした部分を迂回《うかい》して、新しい血液の通り道（バイパス血管）をつくる手術です。**労作性《ろうさせい》狭心症に有効**な治療法です。

バイパスには、患者さん自身の胸部や腹部からとってきた血管が使われます。この血管は「グラフト」と呼ばれます(→P73)。グラフトを動脈硬化が起きている部分よりも先の血管につなぎ、虚血《きょけつ》状態になっていた心筋に血液がいきわたるようにします。**心筋梗塞の発症をほぼ完全に予防できる**のがこの手術のメリットですが、開胸して行うので、カテーテル治療よりも体への負担は大きくなります。

カテーテル治療後に選択される場合もある

バイパス手術は、カテーテル治療と同じように、薬による治療だけでは十分な成果が得られないときに選ばれます。

バイパス手術とカテーテル治療のどちらを行うかは、患者さんの希望、年齢、全身や冠動脈の状態などを総合的に判断して決定されます。冠動脈の根元が狭くなっていたり、詰まったりしている場合、3か所以上で狭窄《きょうさく》が起こっていたり、狭窄部が広範囲にわたる場合には、バイパス手術が選択されることが多くなっています。一方、肺や肝臓などに持病がある場合は、受けられないことがあります。

急性心筋梗塞でステント治療を行った場合も、ステントを留置した箇所以外に狭窄がみられる場合は、病状が安定したところで、バイパス手術が行われることがあります。ステント治療のあとに、ほかの個所に狭窄が起こって、バイパス手術が必要となることもあります。

冠動脈バイパス手術の例

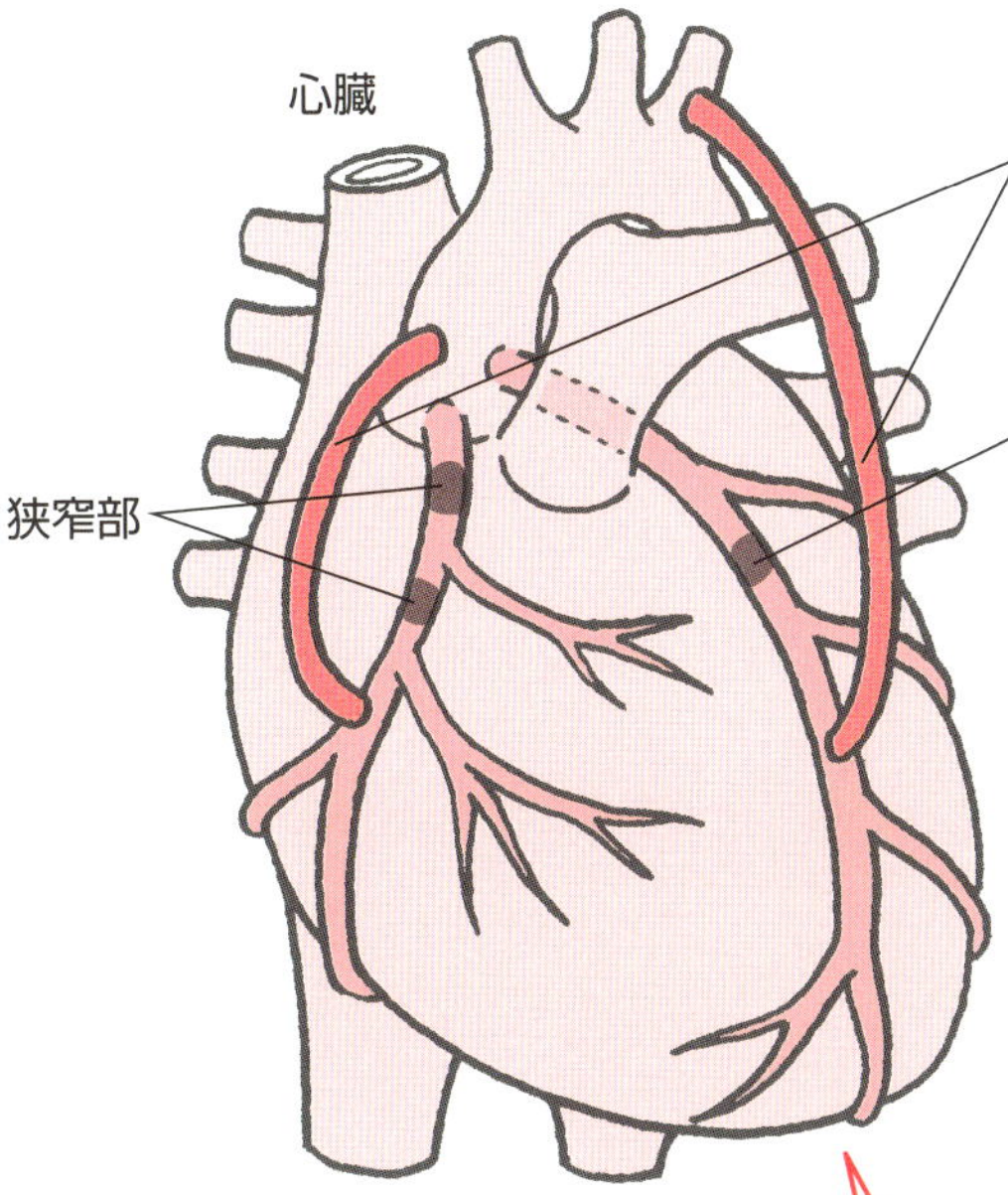

狭窄部を通らない新しい血管をつくる

体のほかの部分から持ってきた血管（グラフト）を冠動脈につなげ、流れにくくなった血液の迂回路（バイパス血管）をつくる。新しい血管は、狭窄部を飛び越えるようにしてつなげられる。

新しい血管によって血流が改善する

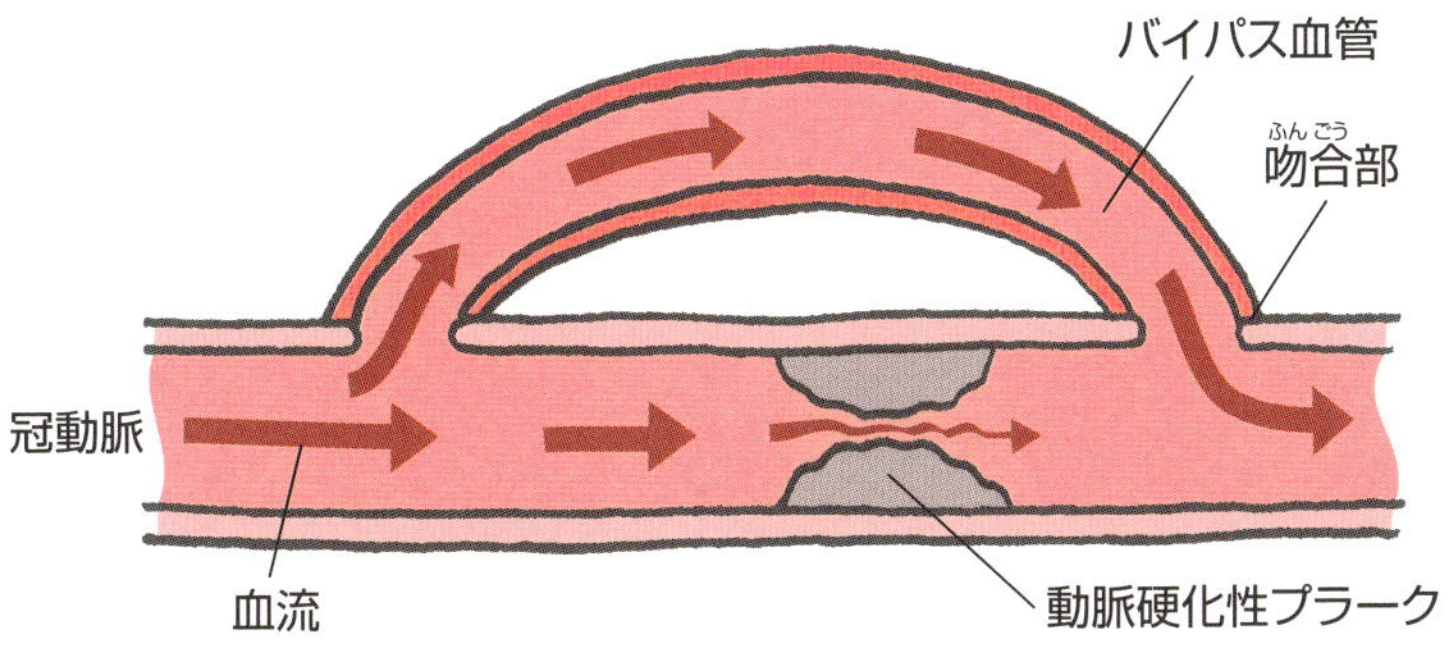

バイパス血管によって、狭窄部を通らなくても心筋に血液が供給されるようになるため、再狭窄や心筋梗塞のリスクが下がる。

技術の進歩で体への負担は軽減している

冠動脈バイパス手術のデメリットは、ほかの治療法に比べ、体への負担が大きいことです。また、術後に脳梗塞などを起こす危険性があります。しかし、心臓を動かしたまま行う「オフポンプ手術」など、技術の進歩によって、体への負担や術後の合併症のリスクは改善されてきています。

また、「ロボット支援下内視鏡手術」も注目されています。より緻密な作業が可能となり、傷跡も小さくて済みます。出血量も抑えられるため、体への負担が減るのです。今のところバイパス手術での保険適用はありませんが、今後、普及が期待されています。

体への負担を最小限にするための技術

1

心臓を動かしながら行う「オフポンプ手術」

1990年代半ばごろから、人工心肺を使わずに、患者さんの心臓を動かしたまま行う「オフポンプ冠動脈バイパス術」が主流になっている。

人工心肺は、手術のため心臓を停止している間、心臓と肺の機能を担う装置。近年は安全性が高まっているものの、手術後に脳梗塞などの合併症を起こすリスクがある。オフポンプ冠動脈バイパス術は、高度な技術が必要となるが、一方で、こういった合併症のリスクが少なく、術後の回復も早い。

オフポンプ冠動脈バイパス術では、スタビライザーという器具で動いている心臓を安定させ、バイパス血管の吻合（つなぎ合わせること）を行う。

［オフポンプ手術のメリット］

- **手術後の合併症である、脳梗塞を起こすリスクが少ない**
- **手術後の回復が早く、入院期間も短くなる**
- **手術後に腎機能や肺機能が低下するリスクが少ない**

2

手術後の開存率が高まる「動脈グラフト」

グラフトになる血管

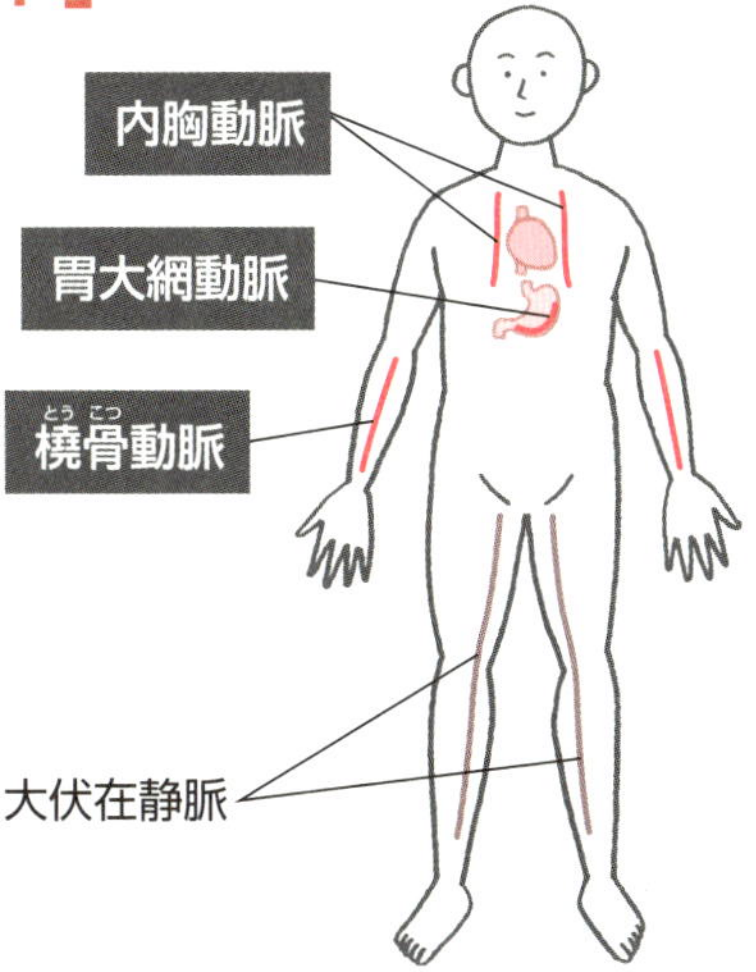

バイパス血管になるグラフトは、肋骨の内側で心臓の近くにある「内胸動脈」、腕の親指側を走る「橈骨動脈」、胃に栄養を送る「胃大網動脈」、脚の内側を走る「大伏在静脈」から、長さや太さなど最も適したものが選ばれる。動脈グラフトのほうが手術後の開存率（血管が詰まりにくい状態）が高いことが明らかになり、積極的に使われるようになっている。

3

切開する部分を最小限にする「MICS」

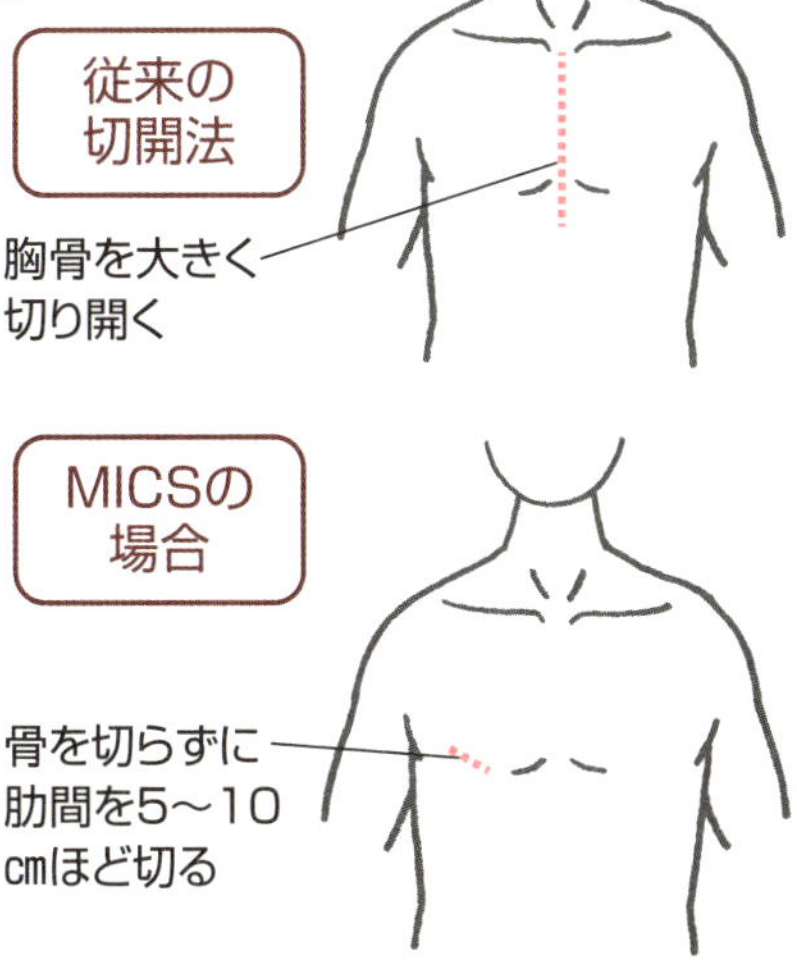

従来の冠動脈バイパス手術は、胸骨を縦に15～20㎝ほど大きく切り開く胸骨正中切開という方法が一般的だったが、より小さな切開で行う「MICS《ミックス》」という方法が登場している。MICSでは、肋骨と肋骨の間（肋間）を5～10㎝ほど切開して、手術を行う。傷が小さいため術後の痛みが軽減され、回復も早い。一部の医療機関では、手術支援ロボット「ダ・ヴィンチ」による手術も行われている。

冠動脈バイパス手術

手術後は、入院中からリハビリを開始する

手術前には全身の状態を調べる

- ☑ 糖尿病や高血圧、ぜんそくなどの持病の有無と程度
- ☑ 胸や腹部など、全身の血管の状態
- ☑ 肺の機能や気道の通り具合　　など

冠動脈バイパス手術は全身麻酔で行うため、手術前に全身の状態を調べる検査が行われる。

入院期間は2～4週間が一般的

冠動脈バイパス手術では、一般的に2～4週間の入院が必要です。手術は全身麻酔で行われます。手術時間は多くの場合、3～6時間ほどですが、ほかの心臓病の治療を一緒に実施する場合もあり、これより長くなることもあります。手術後1～3日ほどは、ICU（集中治療室）で治療を続けます。

手術後は、**できるだけ早期にリハビリを開始し、低下した心肺機能や運動機能を回復させる**ことが重要です。集中治療室にいる間から、ベッドで体を起こす、立ち上がる、介助してもらいながら歩くなどのリハビリを開始します。

自力で排泄できるようになったのを目安に、一般病棟へ移ります。検査を受け、全身状態が落ち着いていることが確認されたら、本格的なリハビリの開始です。バイパス手術のあと、狭心症や心筋梗塞の再発や再入院を防ぐために行うリハビリのことを「心臓リハビリテーション（心臓リハビリ）」といいます（→P78）。

退院後も、狭心症の再発や心機能の低下を防ぐため、定期的な検査や薬物療法が必要です。

冠動脈バイパス手術の入院から退院までの目安

（帝京大学医学部附属病院の場合）

手術7〜1日前

入院

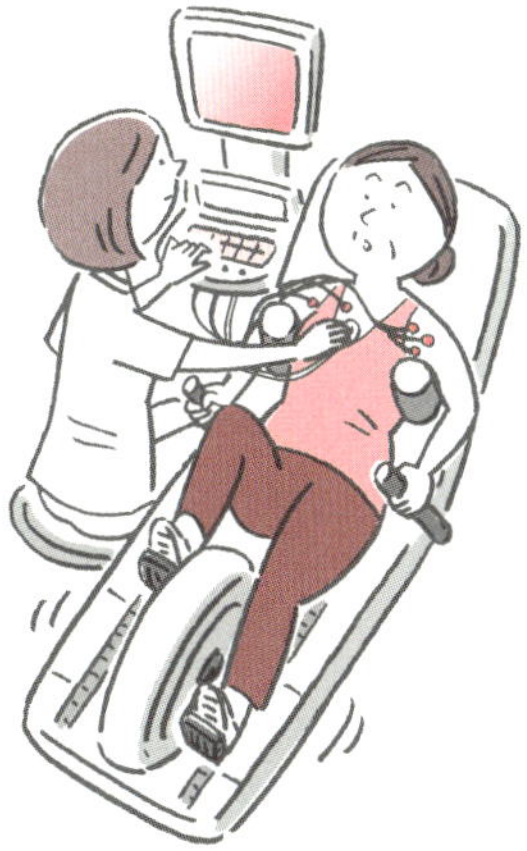

- 心臓の状態、全身の状態を調べるための検査を受ける
- 手術についての説明を受ける

手術前には、1週間ほどかけて検査するのが一般的。事前に検査入院し、後日、手術のために改めて入院することもある。

手術当日

- 病室から手術室へ移動し、全身麻酔をかける

冠動脈バイパス手術

- 手術後は集中治療室（ICU）で麻酔が覚めるのを待つ

翌日〜3日後

- ICUで治療を行う
- 食事を開始
- 歩行訓練などを始める

3〜7日後

- 一般病棟へ戻る
- 「心臓リハビリ（→P78）」を始める

術後の回復を早めるため、手術翌日からベッドの上でリハビリが開始される。早ければ3日後から、リハビリ室で本格的に取り組む。

続く

7日〜2週間後

心臓カテーテル検査で術後の冠動脈の状態を確認

心臓カテーテル検査（→P46）を行い、バイパス血管に問題がなければ退院となる。リハビリ専門病院に転院することも多い。

約2週間後

退院

[退院後の注意点]

- 退院後は定期的に受診し、検査を受ける
- 医師の指示通りに薬を服用する
- 自宅やリハビリ専門病院で心臓リハビリを続ける

退院後は、動脈硬化を防ぐ薬や血栓をできにくくする薬が処方されることが多い。再発や悪化を防ぐために、医師の指示通りに服用することが大切。

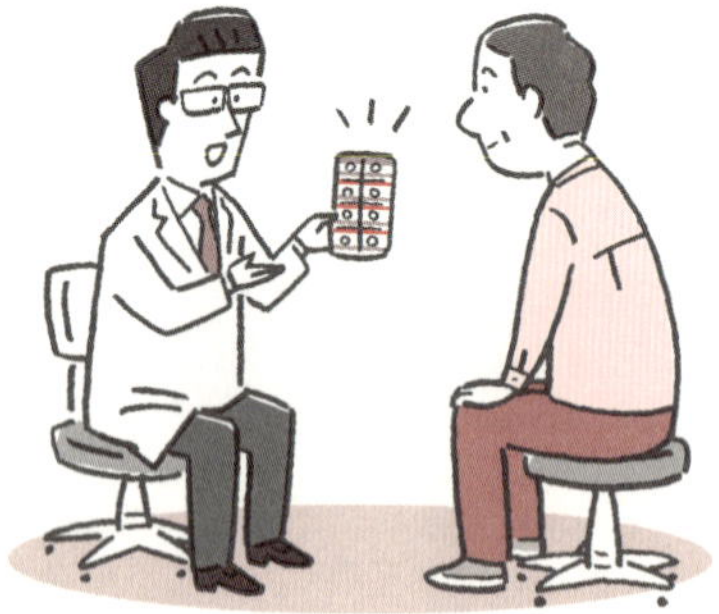

手術後2か月間ほどは、無理は禁物

手術から約2か月間は、体力が完全に回復していないため、無理な食事制限や運動は避ける。機能回復のためにリハビリは必須だが、医師や理学療法士の指導を受け、適切な運動強度を守る。強く胸を打つことも危険なので、転倒に注意しよう。

先生、教えて！

前向きな決断のために。冠動脈バイパス手術 Q&A

Q 手術の危険度はどのくらい？

A 日本冠動脈外科学会が2017年に行った医療機関へのアンケート調査では、冠動脈バイパス手術の死亡率は1.52%という結果でした。
このアンケートが開始された1996年の死亡率は約3.6%ですから、技術の進歩により成功率は高くなっているといえます。より安全に冠動脈バイパス手術を受けるには、実績が多い医療機関を選ぶのも一法です。治療実績は、医療機関のホームページで公開されています。

Q 手術代と入院費、どのくらいかかる？

A 一般的に冠動脈バイパス手術では、手術代と入院費を合わせて250〜300万円の費用がかかりますが、「高額療養費制度」が適用されます。高額療養費制度とは、年収や年齢に応じて1か月の医療費の自己負担限度額が設定され、超えた分は払い戻しを受けられる制度です。ただし、入院中の食事代や差額ベッド代などは対象外となります。

Q 持病がある場合や、高齢の場合も受けられる？

A 重い糖尿病の人や人工透析を行っている人は、冠動脈全体が傷んでいることが多いため、カテーテル治療より、冠動脈バイパス手術が選択されることが多くなっています。
一方、年齢が80歳以上の場合は、体への負担を考慮してカテーテル治療を選ぶことが多くなりますが、近年は冠動脈バイパス手術を受ける70歳以上の高齢者の割合が増加しています。いずれにせよ、主治医の説明を受け、本人や家族が納得して治療法を選択することが大切です。

心臓リハビリテーションで再発を予防する

心臓リハビリで、再発のリスクを大幅に下げられる

冠動脈バイパス手術やカテーテル治療を行っても、狭心症・心筋梗塞の治療は終わりではありません。動脈硬化の危険因子を取り除かなければ、再発のリスクが残るからです。また、心筋梗塞のあと、心肺機能が低下している場合は、回復させる必要があります。

そこで必要となるのが、「心臓リハビリテーション（心臓リハビリ）」です。**運動療法や食事療法、薬の服用や禁煙などの生活指導、精神面のサポートなど、総合的な取り組みのことで、再発予防や機能回復だけでなく、社会復帰のためにも有効**です。医師や理学療法士、看護師、管理栄養士、薬剤師、臨床心理士など多くの専門家が関わって、患者さん一人ひとりに応じたプログラムが提案されます。

心臓リハビリはすでに高い効果が実証されており、カテーテル治療とバイパス手術のあと、**心臓リハビリを5か月以上続けた患者さんの再発率は、1年間で1％以下**というデータもあります。また、心臓リハビリによって、**心臓病の患者さんの寿命が延びる**こともわかっています。

バイパス手術の場合は、3段階で進められる

心臓リハビリには、急性期、回復期、維持期の3つの段階があります。バイパス手術の場合、急性期リハビリは治療の翌日から開始されます。まずは身の回りのことを自分でできるように、着替えや歯みがきといったセルフケアや、歩く練習を行います。

病状が安定してきたら、回復期リハビリを開始します。リハビリ室で本格的な運動療法を行い、退院後の社会復帰に向けての準備も始めます。退院後も通院しながら、

心臓リハビリはチームで取り組む

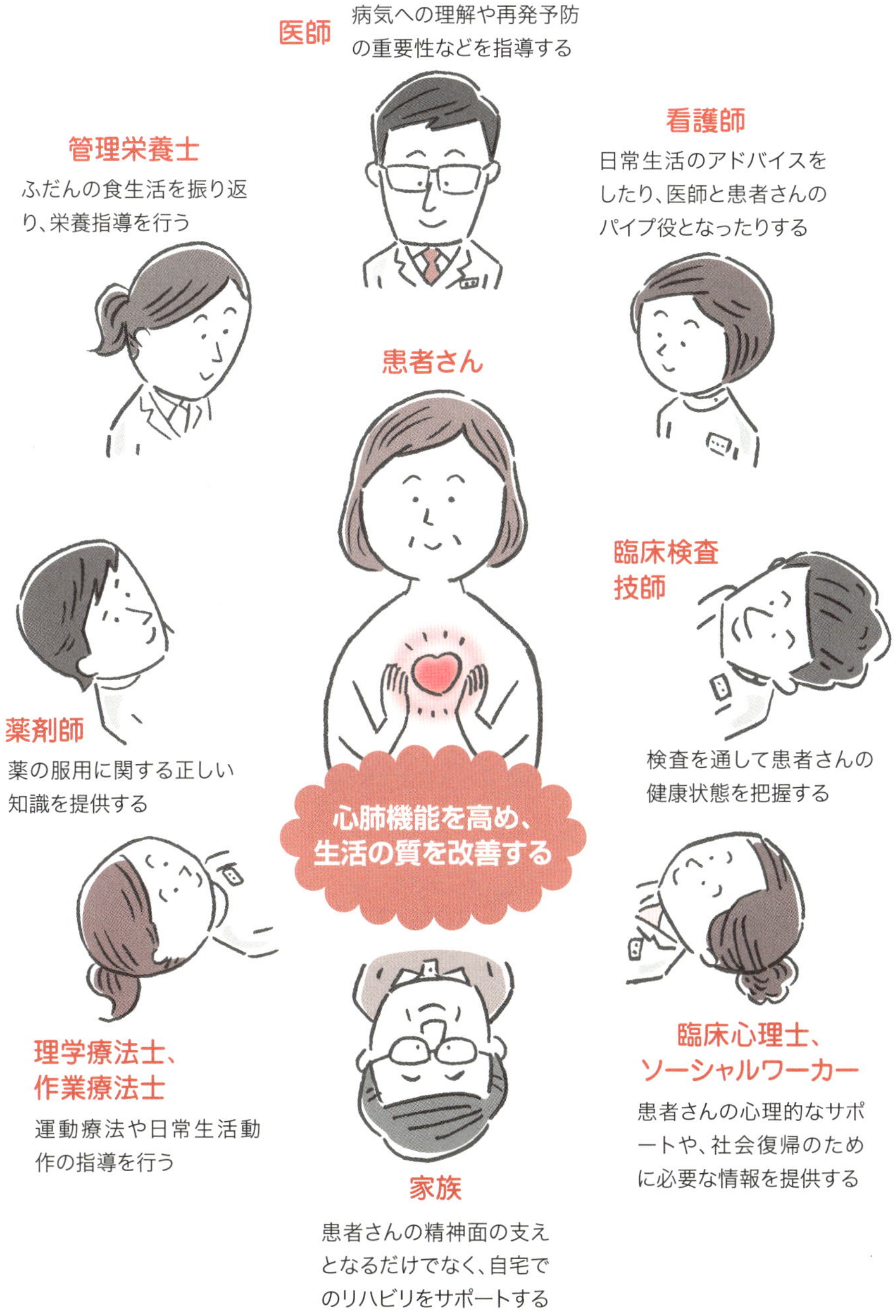
医師
病気への理解や再発予防の重要性などを指導する
看護師
日常生活のアドバイスをしたり、医師と患者さんのパイプ役となったりする
管理栄養士
ふだんの食生活を振り返り、栄養指導を行う
患者さん
臨床検査技師
検査を通して患者さんの健康状態を把握する
薬剤師
薬の服用に関する正しい知識を提供する
心肺機能を高め、生活の質を改善する
理学療法士、作業療法士
運動療法や日常生活動作の指導を行う
臨床心理士、ソーシャルワーカー
患者さんの心理的なサポートや、社会復帰のために必要な情報を提供する
家族
患者さんの精神面の支えとなるだけでなく、自宅でのリハビリをサポートする

心臓リハビリの内容

1 セルフモニタリング

目的 心臓の状態を把握し、異変にいち早く気付けるようにする

血圧測定

脈拍数測定

体重測定

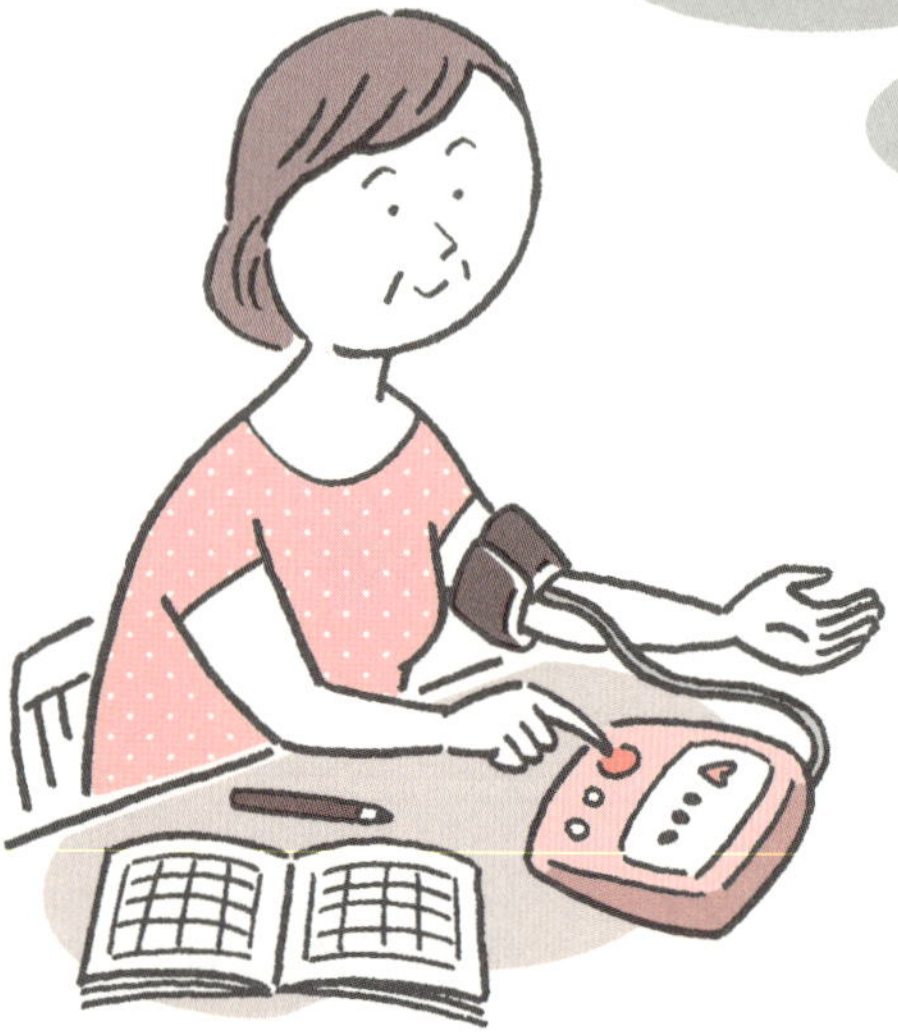

再発した場合にも、早期に発見して治療に取り組めるようにするため、自宅で毎日血圧や心拍数、体重を測定・記録する。これをセルフモニタリングという。毎日一定の時間に測定することで、血圧や心拍数の平均値がわかってくる。それが大きく変動する日が続く場合は、担当医に相談する。また、心不全の人は、1週間に2kg以上体重が増加したときは要注意。なぜなら心不全が悪化している可能性があるためで、直ちに受診する。

治療後2～3か月ほど継続します。心臓リハビリの開始から150日間は、健康保険で通院によるリハビリが受けられます。

食事療法や運動療法、禁煙などの生活改善は、生涯にわたって続けていく必要があります。これが、維持期リハビリです。再発を防ぐため、リハビリに取り組みながら、定期的に検査を受けましょう。

カテーテル治療の場合は、自宅で取り組む

入院期間の短いカテーテル治療の場合は、入院中に自分に合った運動プログラムなどの指導を受け、退院後には自宅で心臓リハビリを続けます。一部の施設では、通院によってリハビリを受けることもできます（→P83）。

2 運動療法

目的 日常動作をスムーズに行えるようにし、生活習慣病を改善する

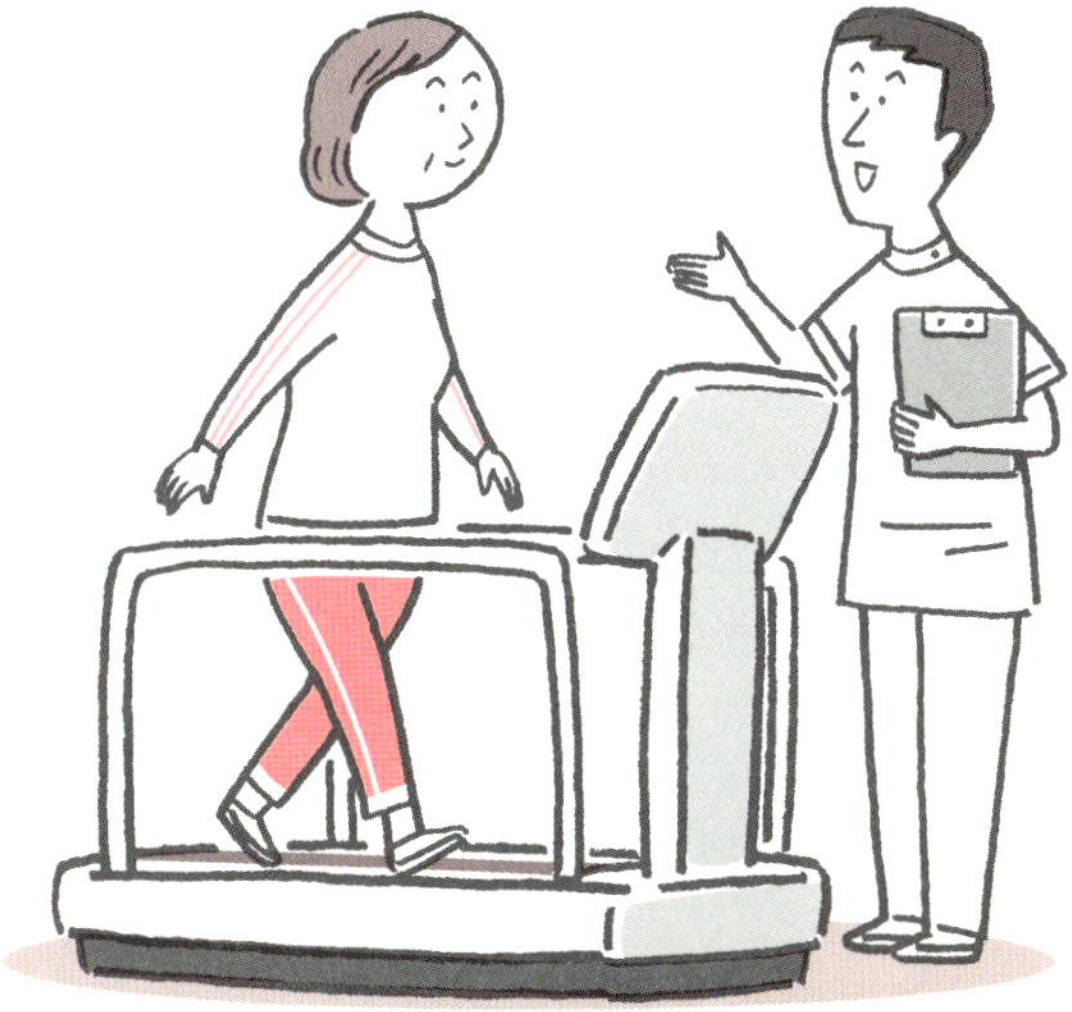

理学療法士の指導の下、ウォーキングや自転車こぎなどの有酸素運動、筋力トレーニングに取り組む。有酸素運動は、心肺機能を高めたり、血管を柔らかくしたりする効果が期待できる。心電図をとったり、血圧、心拍数を測定して、適切な運動負荷かどうかを調べながら行う。心臓の機能が低下している人には、筋力トレーニングが効果的。肥満や血糖値、血中脂質の値を改善する効果も期待できる。

3 食事療法

目的 生活習慣病を改善し、動脈硬化を防ぐ

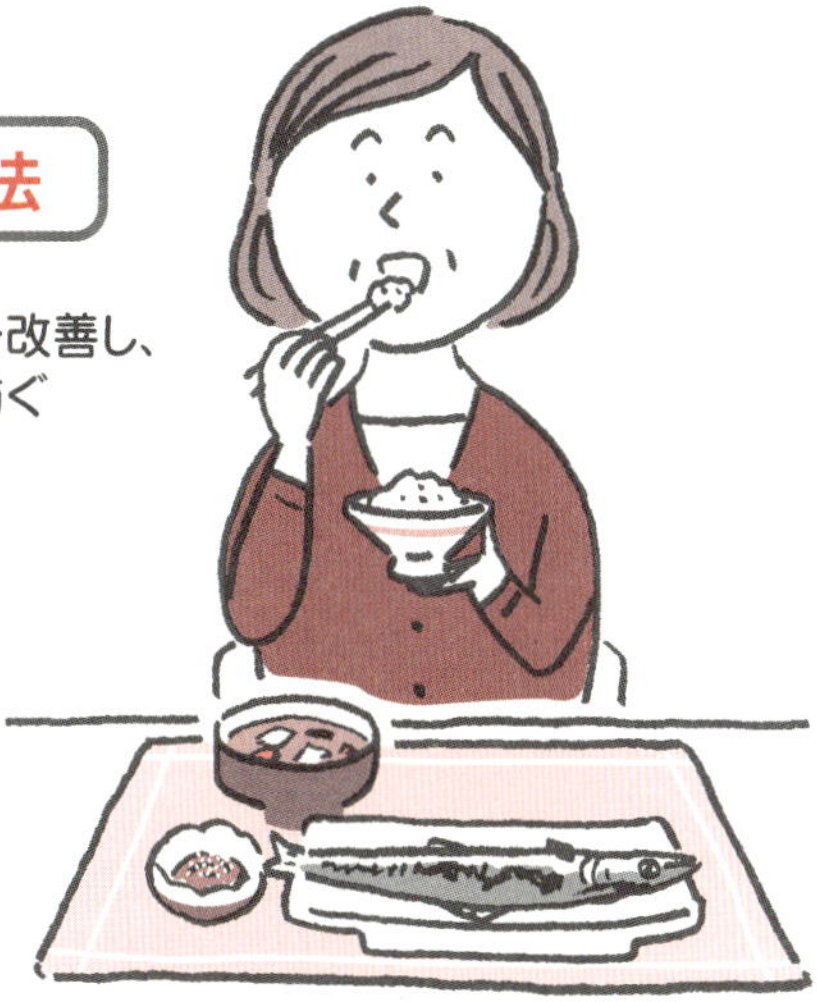

生活習慣病を悪化させ、動脈硬化を進める大きな要因は食生活の乱れ。心臓リハビリでは、管理栄養士からエネルギーや塩分、コレステロールに対する注意と、バランスのよい食事をするための栄養指導を受ける。ふだんの食生活についてもチェックを受け、具体的な改善点を知ることができる。

4 服薬管理

目的 薬を適切に服用し、再発を防ぐ

退院後は、再発を防ぐため、長期の薬物療法が必要となる。医師や薬剤師から、のみ忘れを防ぐための工夫や、薬の副作用についての説明などを受ける。

5 禁煙指導

目的 再発のリスクを下げ、運動療法の効果を最大にする

喫煙は狭心症や心筋梗塞の大きなリスクとなる（→P38）。また、心臓リハビリで運動療法に取り組んでも、喫煙していると十分な効果が得られない。心臓リハビリでは、禁煙の重要性を学ぶとともに、禁煙を成功させるための指導が行われる。

6 心理的なサポート

目的 不安を取り除き、前向きに治療に取り組めるようにする

冠動脈疾患の患者さんは、再発への不安などから、うつ病の合併率が高い。気分が落ち込むと治療にも支障をきたすため、臨床心理士による定期的なカウンセリングが必要になることがある。心臓リハビリでは、看護師や理学療法士など多くの専門家と関わるため、自分の話しやすいスタッフに相談することもできる。

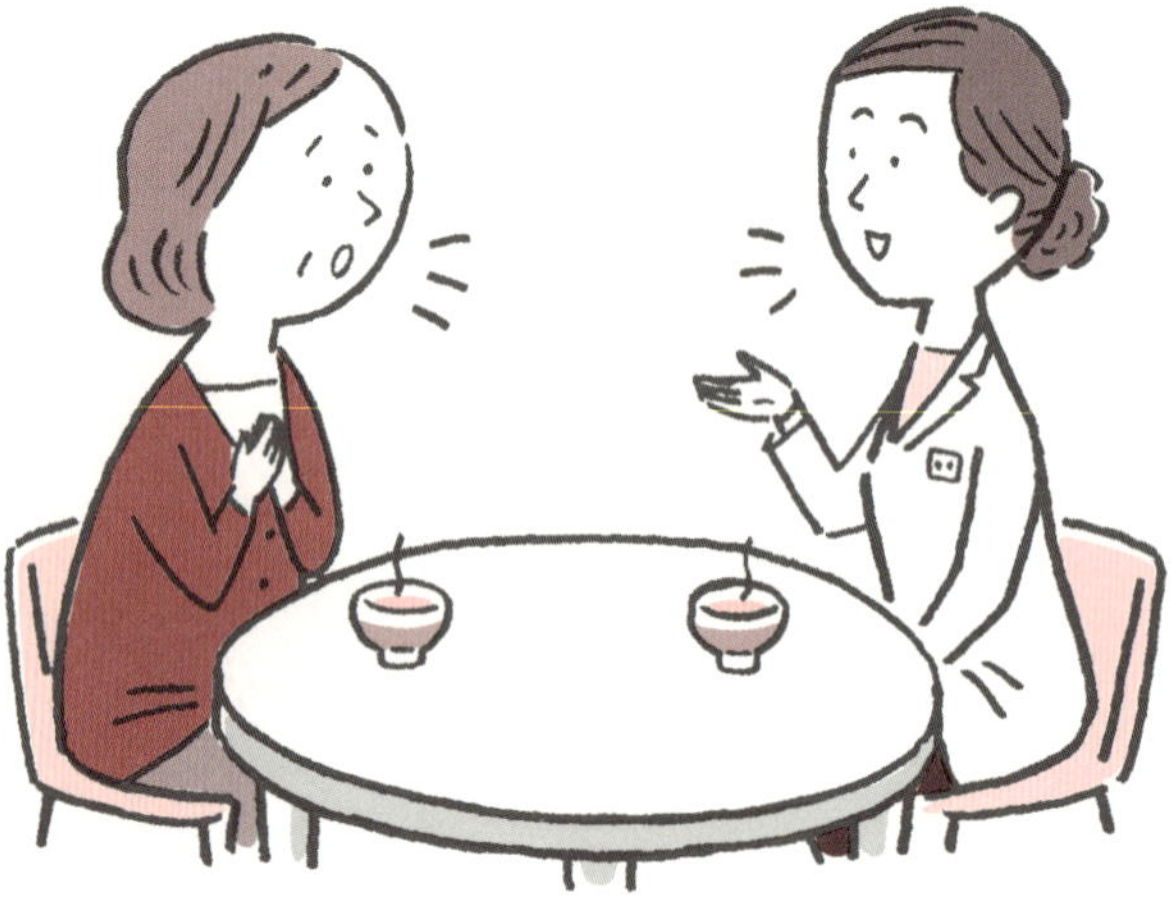

7 職場復帰や社会復帰のサポート

目的 無理なく安全に元の生活に戻る方法を考える

日常生活や職場に復帰するにあたってのアドバイスを受けられる。職場に産業医がいる場合は、連携して、無理のない職場復帰の方法を検討する。

心臓リハビリを行える医療機関を見つける

心臓リハビリの重要性が広く知られるようになり、心臓リハビリセンターをもつ医療機関が増えていますが、まだすべての施設で受けられるわけではありません。

治療を受けた病院で実施していない場合は、通院できる範囲の地域に、心臓リハビリテーションの施設認定を受けた医療機関がないか、調べてみましょう。日本心臓リハビリテーション学会のホームページに、施設の一覧が載っています。また、入院患者に心臓リハビリを指導している医療機関でも、通院では受けられないことがあります。その場合は、退院後のリハビリをどうするか、主治医に相談するのもよいでしょう。

心臓リハビリを指導している施設の探し方

1. 主治医に相談する
2. 日本心臓リハビリテーション学会のホームページから探す

http://www.jacr.jp/web/

心臓リハビリは、生涯を通して続けるもの

例えば、脚を骨折したときのリハビリは、以前のように歩けるようになったら終了です。しかし、心臓リハビリは、一定の期間行ったら終わりというものではありません。リハビリをやめてしまえば、狭心症や心筋梗塞を再発するリスクが高まるからです。再発予防のためには、食事療法や運動療法を中心に、**心臓リハビリを"習慣"にしていく**ことが大切です。

患者さん自身がリハビリの目的や必要性をよく理解することが、モチベーションの維持につながります。そのためには、疑問に思うこと、不安なことは、医師をはじめとする病院のスタッフに遠慮せずにたずねましょう。

また、家族の協力も不可欠です。家族も心臓リハビリの意義を理解し、必要なときには患者さんを励まし、サポートできるようにします。例えば、家族が食事を作っているケースでは、その家族も食事療法について学ぶ必要があります。精神面では家族の日常的な支えが大きな力となるでしょう。

発作が起きたときの対処法

症状が強い場合や薬で治まらない場合は要注意

発作が起こる

胸の痛みや息苦しさなど、狭心症・心筋梗塞の症状が現れた場合は、直ちに対処する必要がある。

これまでより明らかに症状が強い

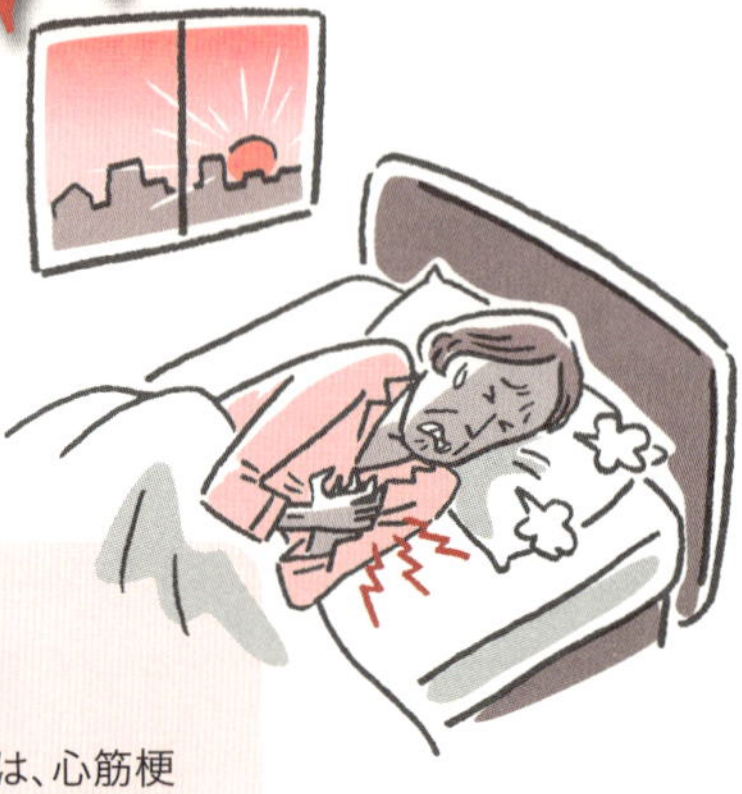

救急車を呼ぶ

これまでよりも症状が強い場合は、心筋梗塞の可能性がある。処方されている硝酸薬の舌下錠などを服用し、救急車を呼ぶ。周りに人がいる場合は、助けを求める。

これまでに経験した症状なら、薬を服用して様子をみる

すでに狭心症の診断を受け、治療を行っている場合、発作が起きたら、すぐにニトログリセリンなどの即効性硝酸《しょうさん》薬を服用します。これまでと同じような症状の強さ、現れ方であれば、硝酸薬を使って1分ほどで発作は治まります。このとき、余裕があれば、ベルトをゆるめたり、シャツの胸元のボタンをはずしたりして、衣服をゆるめると、楽になります。

舌下錠を1錠服用しても効かない場合は、5分おきに3回まで服

これまでと同程度の症状

処方されている薬を服用し、安静にする

これまでと同じ症状が現れている場合は、狭心症の再発の可能性が高い。発作時に使うよう指導されている硝酸薬の舌下錠やスプレー薬を服用し、様子をみる。めまいや立ちくらみが起こりやすいので、座って服用する。

15分たっても症状が治まらない

救急車を呼ぶ

硝酸薬を服用してから15分以上たっても症状が治まらない場合は、心筋梗塞の可能性があるため、直ちに救急車を呼ぶ。家庭や職場など、身近な人には急変時の対応を相談しておくと安心。

15分以内に症状が治まる

再発予防のための治療を続ける

15分以内に発作が治まった場合は、救急車を呼ぶ必要はないが、できるだけ早めにかかりつけの医療機関を受診して、心臓の状態を調べる。再発を防ぐための治療を継続することが大切。

用できます。スプレー薬の場合は、3分おきに3回まで使えます。それでも薬が効かない場合は、心筋梗塞の可能性が高いので、救急車を呼びましょう。**発作の継続時間の目安は15分ほど**です。また、**これまでに経験したことのないほど症状が強い場合も、心筋梗塞の可能性**があります。薬を服用したうえで、救急車を呼んでください。

初めて発作が起こった場合は直ちに受診する

胸の締め付けられるような痛みや息苦しさなど、狭心症の典型的な症状が初めて現れた場合は、発作が治まるのを待ち、できるだけ早めに循環器内科を受診しましょう。やはり15分以上続く場合は、救急車を呼びます。

COLUMN

患者さんの家族は知っておきたい

もしものときも慌てない！ 心肺蘇生法

心筋梗塞の発作が起こり、心臓の機能が停止してしまうと、生存率は数分ごとに下がります。このとき、居合わせた人が救急処置を実行するかどうかが、患者さんの生死を分けることになります。心筋梗塞は何の前触れもなく起こることも多いため、いざというときのために、救急処置の知識を身につけておきましょう。

心臓の拍動《はくどう》や呼吸が止まってしまった場合、命が助かる可能性はその後の10分間で急激に低くなっていきます。まずは、直ちに１１９番に通報し、できるだけ早く救急隊員の処置と病院への搬送ができるようにすることが大切です。

救急車が到着するのは、全国平均で8・5分です。その間に心肺蘇生法を行えば、助かる可能性が高まります。

近くにＡＥＤ（自動体外式除細動器）があれば、すぐに使用します。ＡＥＤは、心室細動という不整脈によって心臓が止まったときに有効です。ふだんよく行く場所は、どこに備え付けてあるか確認しておくと安心です。

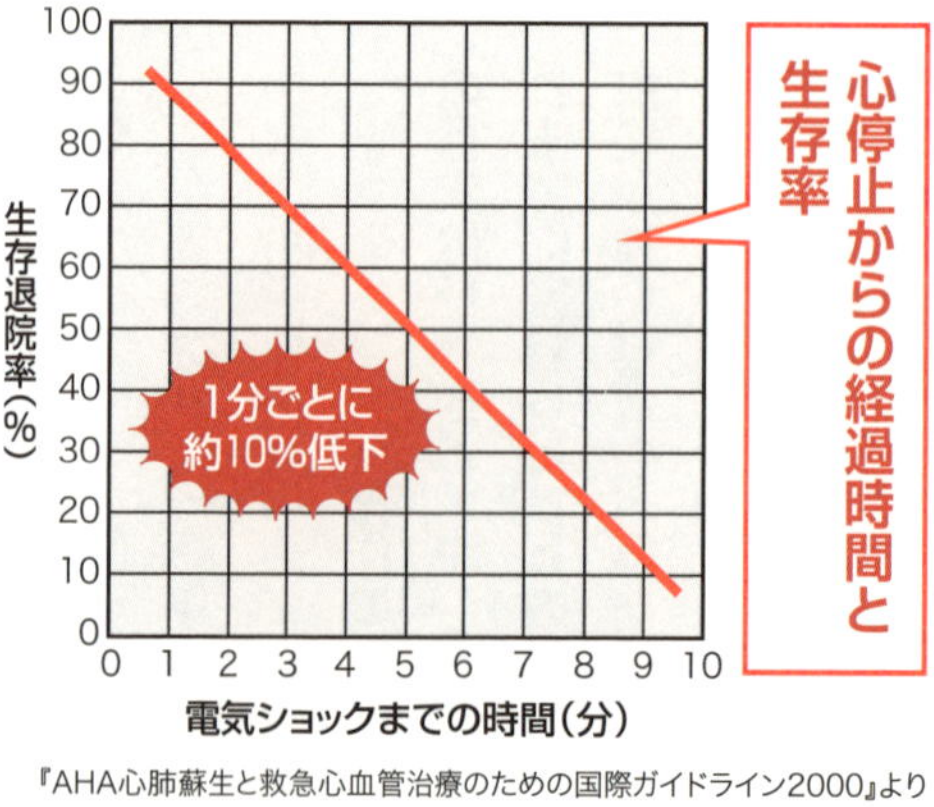

『AHA心肺蘇生と救急心血管治療のための国際ガイドライン2000』より

救命処置の流れ

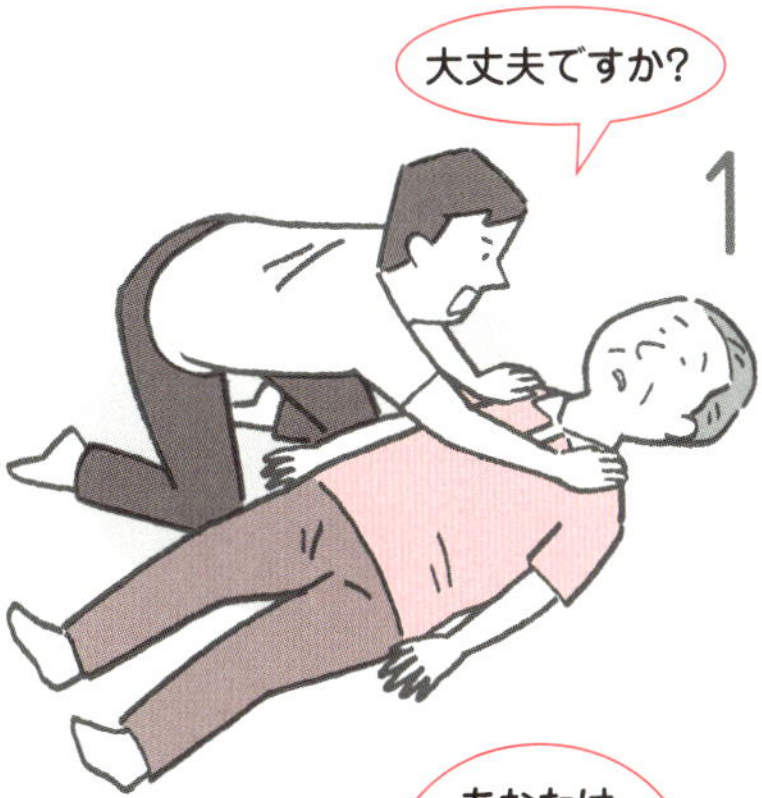

1 反応があるか確認する

倒れている人に大声で呼びかけながら、肩を軽くたたいて反応があるかどうかを確認する。目を開けたり、何らかの返答や目的のある仕草がなければ、「反応なし」と判断する。反応があったら訴えを聞き、必要な応急手当を行う。

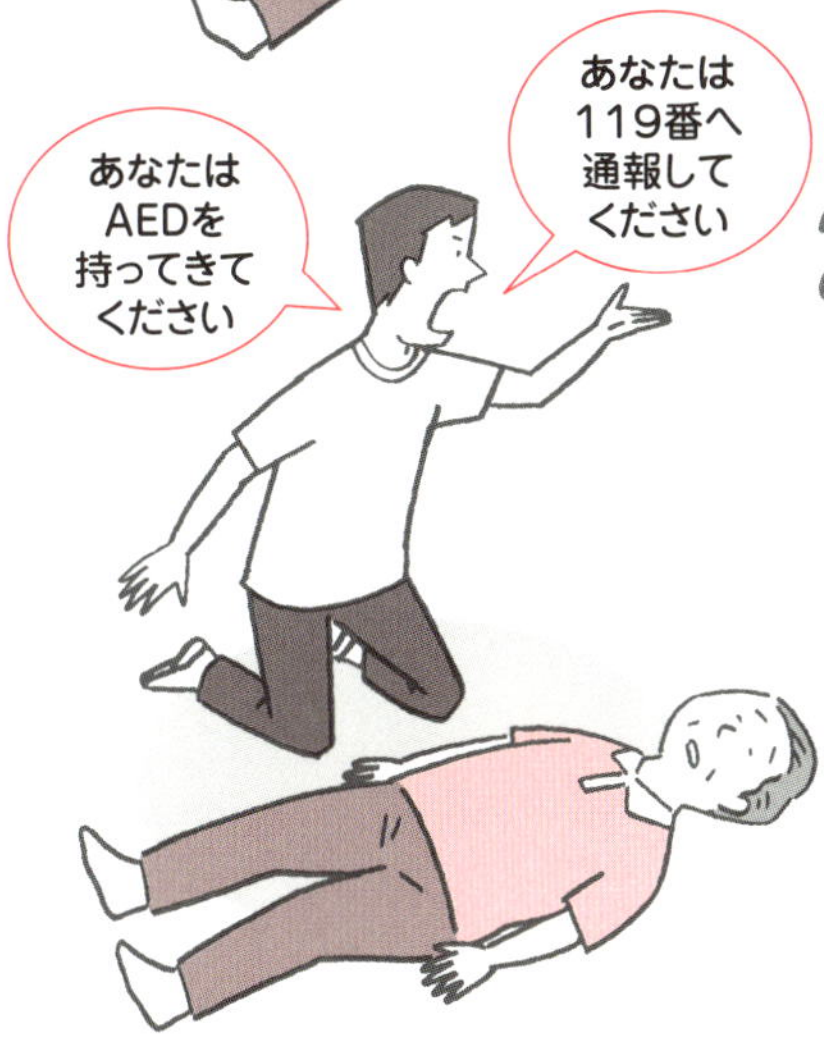

2 助けを呼び、119番通報とAEDの手配をする

反応がなかったら、大きな声で「誰かきて！ 人が倒れています！」と助けを求めます。協力者がきたら、「あなたは119番へ通報してください」「あなたはAEDを持ってきてください」と要請する。誰もいないときは、まず自分で119番通報することを優先する。

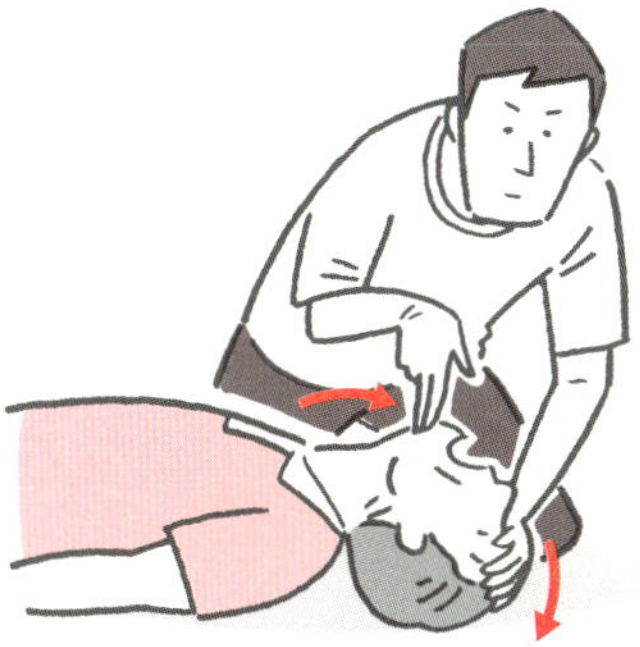

3 気道を確保する

倒れている人の、のどの奥を広げて、空気を肺に通しやすくする（気道の確保）。片手を額に、もう一方の手の人さし指と中指の2本をあご先にあて、頭を後ろに軽くのけぞらせ、あご先を上げる。

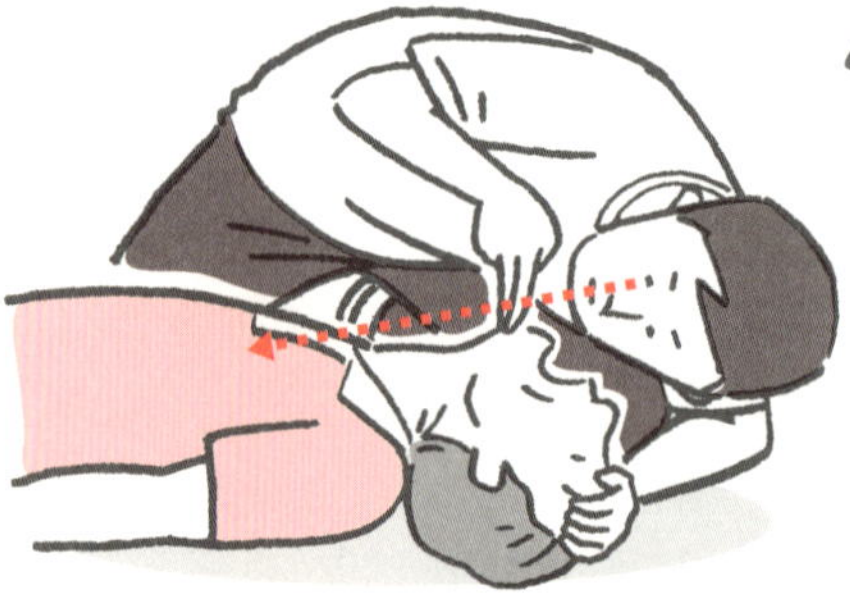

4 呼吸を確認する

気道を確保した状態で、自分の顔を倒れている人の胸に向けながら、頬を倒れている人の口や鼻に近付ける。

胸や腹部の動きがなく、呼吸音も聞こえず、吐く息も感じられない場合や、約10秒間確認しても呼吸の状態がよくわからない場合、しゃくりあげるようなとぎれとぎれの呼吸の場合には、「正常な呼吸なし」と判断する。

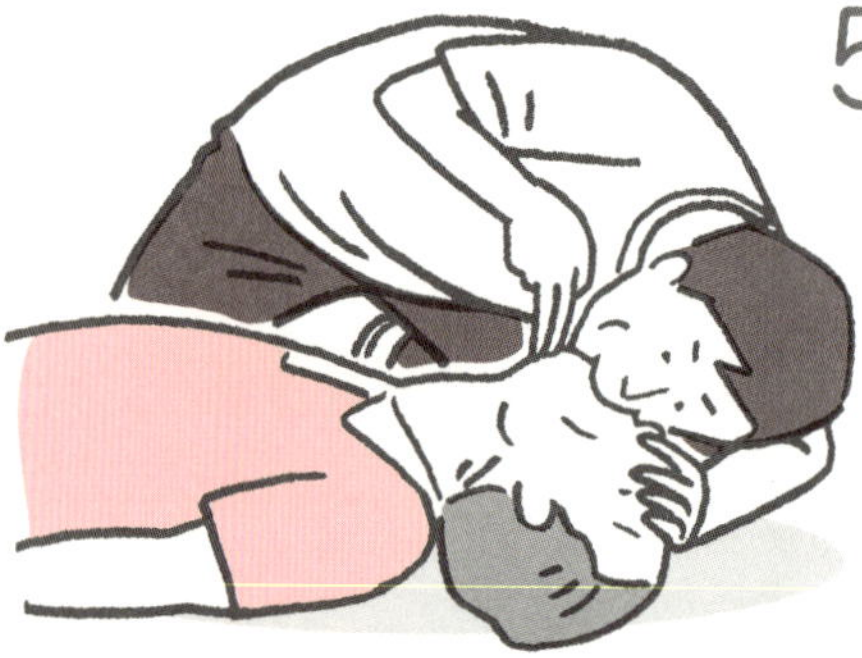

5 人工呼吸をする

正常な呼吸がなければ、人工呼吸をする。気道を確保したまま、額にあてた手の親指と人さし指で倒れた人の鼻をつまむ。口を大きく開けて倒れている人の口を覆い、空気が漏れないようにして、息を約1秒かけて吹き込む。

胸が持ち上がるのを確認したら、いったん口を離し、同じ要領でもう1回吹き込む。

正常な呼吸がある場合

正常な呼吸をしている場合は、気道の確保を続けて救急隊の到着を待つ。窒息の危険があったり、倒れた人のそばを離れる場合は、下のような体位にする。下あごを前に出し、上側の手の甲に顔をのせ、膝を90度に曲げる。

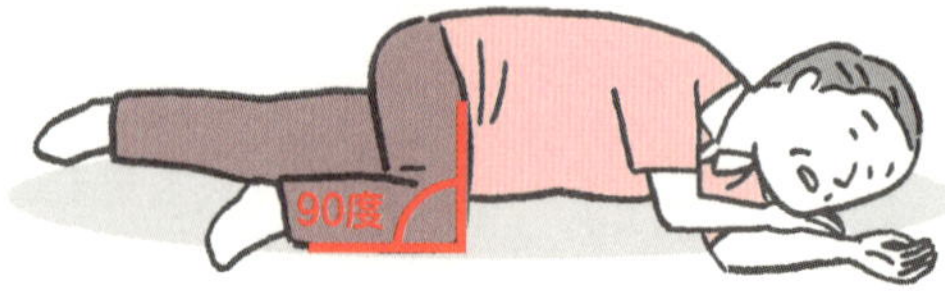

人工呼吸ができない場合

倒れている人が出血しているなど、人工呼吸がためらわれる場合は、人工呼吸を省略し、すぐ**6**の心臓マッサージに進む。

6 心臓マッサージを行う

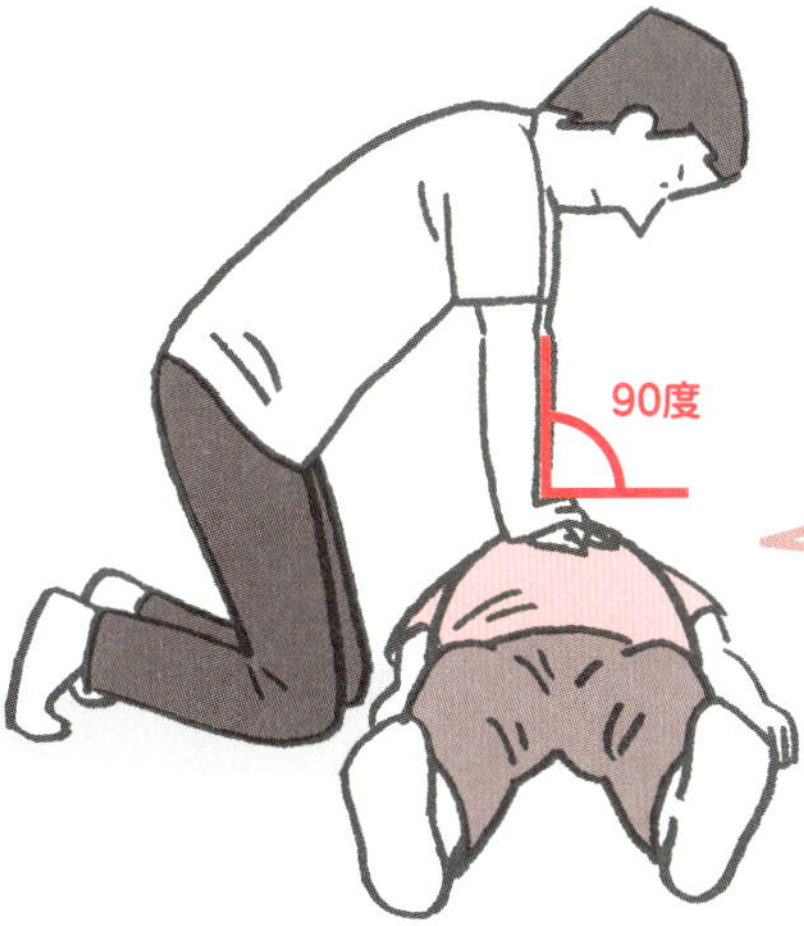

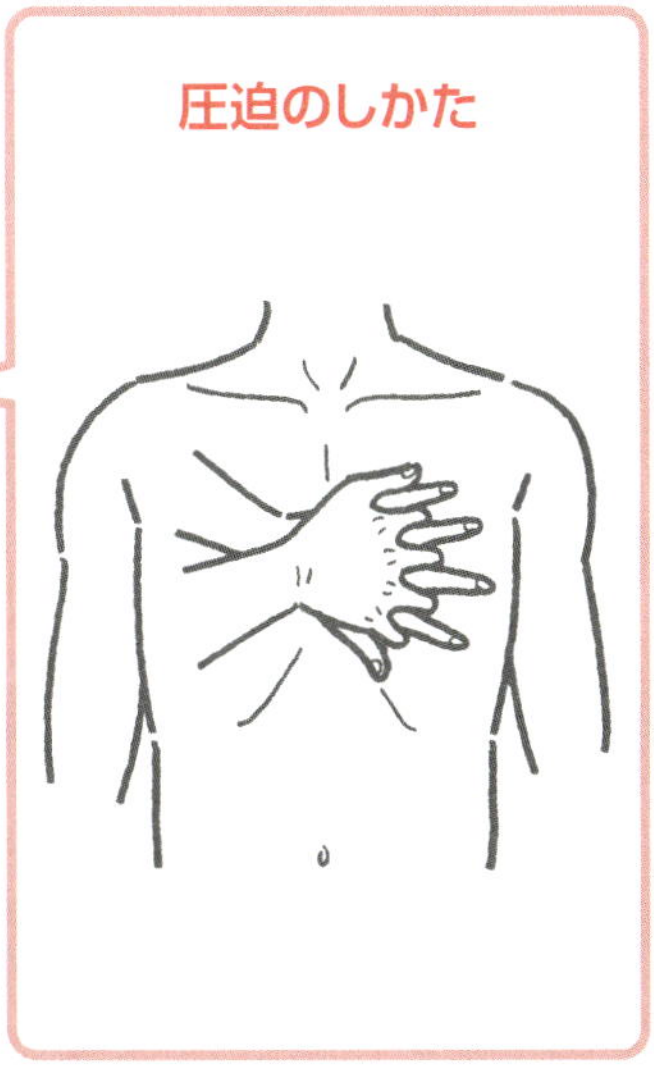

2回の人工呼吸が終わったら、心臓マッサージを開始する。胸の真ん中に片手の付け根を置き、もう一方の手をその手の上に重ねる（→右上イラスト）。
肘をまっすぐに伸ばして手の付け根の部分に体重をかけ、倒れている人の胸が4～5cm沈むほど強く圧迫する。1分間に100回の速いテンポを目安に、30回連続して絶え間なく圧迫する。

[心臓マッサージを行う回数]

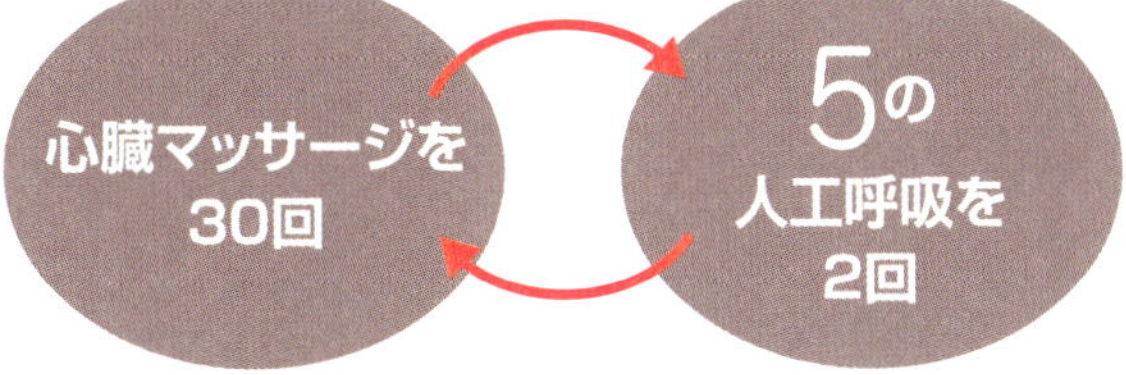

AEDが到着
するまで
これを交互に
繰り返す

心臓マッサージを30回行ったあとに、人工呼吸を2回行う。この組み合わせをAEDが到着するまで絶え間なく続ける。救助者が2人以上いる場合は、5サイクル程度を目安に交代する。

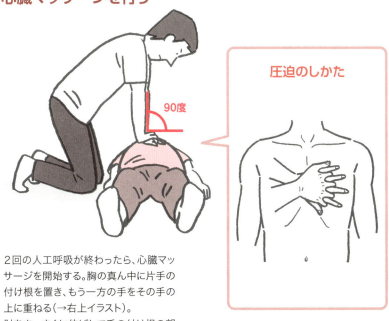

7 AEDをセットし、電気ショックをかける

AEDを倒れている人の頭の横に置き、倒れている人の胸をはだけさせ、電極パッドを右前胸部と左側胸部の位置に貼り付ける。「体に触れないでください」などと音声メッセージが流れ、自動的に心電図の解析が始まる。AEDが電気ショックを加える必要があると判断すると、「ショックが必要です」などのメッセージが流れ、充電が始まる。このとき「みなさん、離れて!!」と注意を促す。倒れている人の体に誰も触れていないことが確認できたら、ショックボタンを押す。

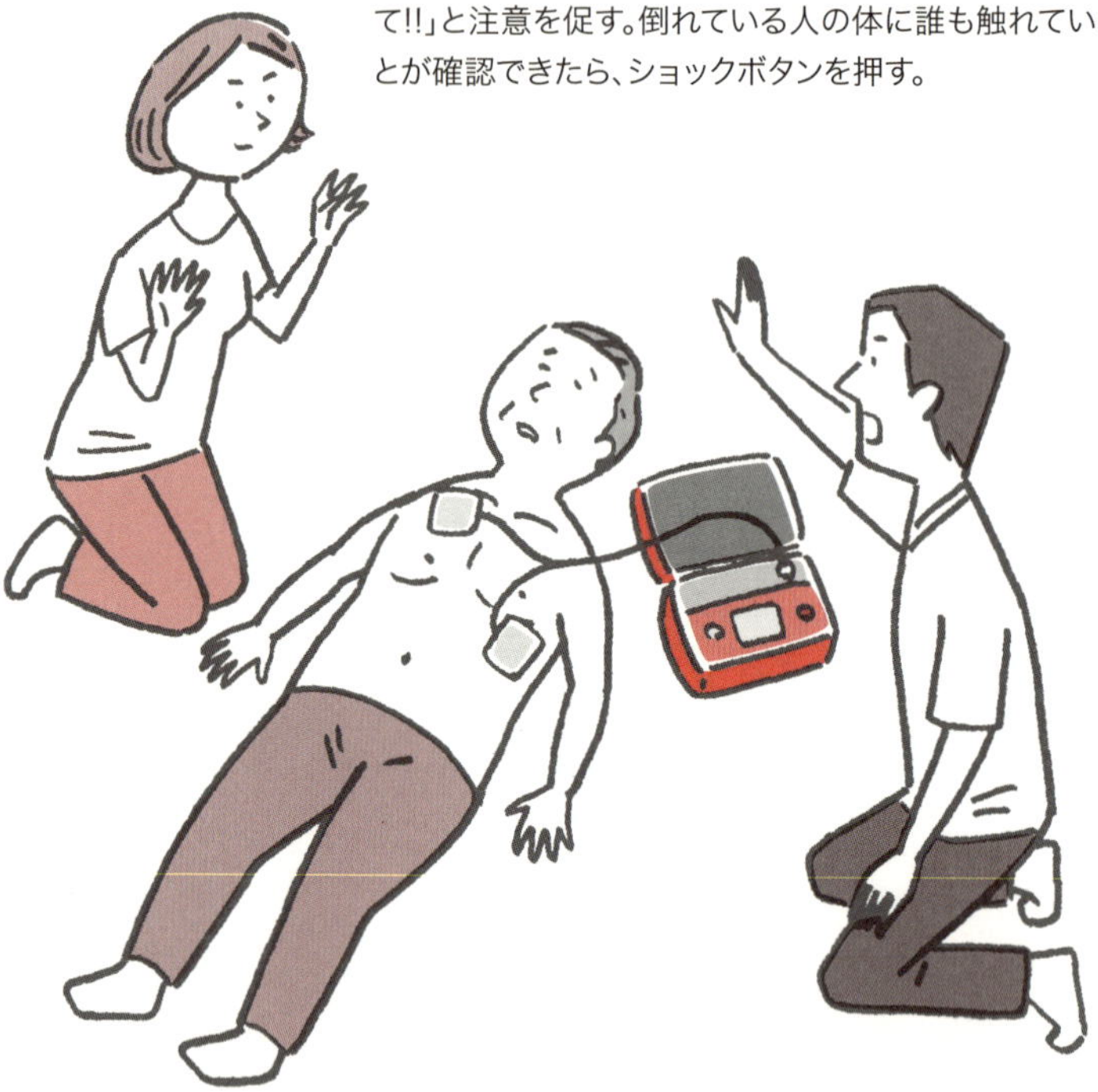

8 6の手順を再開し、救急車の到着を待つ

電気ショックが完了すると、「直ちに胸骨圧迫（心臓マッサージ）を開始してください」などの音声メッセージが流れるので、これに従って心臓マッサージ30回、人工呼吸2回の組み合わせを救急車が到着するまで続ける。

AEDの使用は音声ガイドに従う

AEDは電源が入ると音声メッセージとランプで、実施すべきことを指示してくれるので、落ち着いてそれに従う。

第3章

生活習慣病を改善して再発を防ぐ

高血圧や糖尿病、脂質異常症などの生活習慣病は、冠動脈の動脈硬化を促進させます。狭心症や心筋梗塞の再発を防ぐには、これらを改善することが不可欠なのです。動脈硬化を悪化させない食事や運動、嗜好品とのつき合い方を解説します。

生活習慣病の改善は、心臓を守る近道

病院で行う治療だけでは再発予防は不十分

外科的な治療を受けることで、動脈硬化によって狭くなった冠動脈を広げたり、血液の迂回路《うかい》をつくったりして血流を改善させることができます。しかし、これらの治療で血流が回復しても、動脈硬化の原因を取り除かない限り、冠動脈のほかの部分で再び狭窄《きょうさく》が起こることを防げません。発作を繰り返していると、心機能が低下し、突然死のリスクも高まります。

狭心症や心筋梗塞の再発を防ぐためには、動脈硬化の進行を食い止めることが不可欠なのです。**動脈硬化の危険因子となるのは、肥満や血中脂質の異常、高血圧、高血糖**などの生活習慣病で、その名の通り、各人のふだんの生活の中に、病気の原因が潜んでいます。そのため、**改善には自分の暮らし全般の見直しが必要**です。

食の改善、運動の励行、嗜好品管理の3本柱で防ぐ

生活習慣病を予防・改善するには、「食事」「運動」「嗜好品」の3つがカギとなります。

食生活では、まず摂取エネルギー量を適正にして、肥満を改善します。減量するだけで、脂質異常や高血圧、高血糖が改善することもあるのです。高血圧を招く塩分の過剰摂取や、血糖値を急上昇させる食習慣も、動脈硬化を進めるため、改善する必要があります。

また、適度な運動は、肥満の改善に有効なだけでなく、脂質異常や高血圧などを改善し、血管をしなやかにする効果が期待できます。

再発予防のためには、喫煙や過度の飲酒の禁止など、嗜好品の管理も重要です。

生活習慣病の治療では、これらの生活改善が基本ですが、薬物療法が追加されることもあります。

生活習慣病を予防・改善する3本柱

1 食生活

Point

- ☑ あらゆる生活習慣病の土台となる肥満を予防・改善する→ P94、130
- ☑ 血中脂質のバランスを整える→ P104、110、114
- ☑ 高血圧を予防・改善する→ P118、124
- ☑ 高血糖を予防・改善する→ P94、114

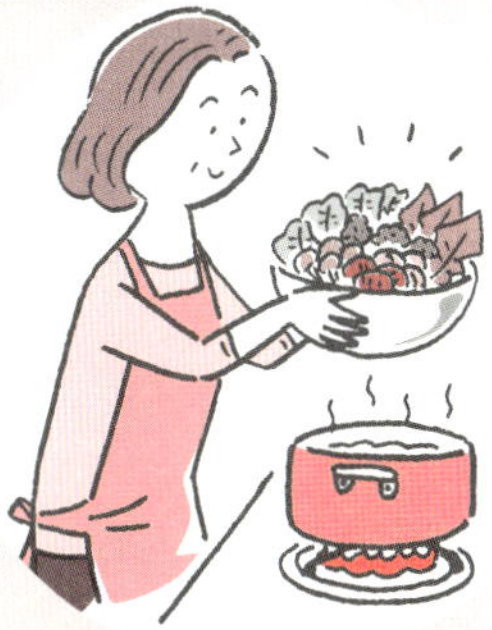

脂質異常症や高血圧、糖尿病を根本的に改善するには、食事療法が必須。我慢ばかりでは続けられないので、食を楽しみながら健康になるコツを押さえよう。

2 運動

Point

- ☑ 有酸素運動で肥満や脂質異常、高血圧、高血糖を予防・改善する→ P98

運動は、動脈硬化の予防・改善のためだけでなく、心肺機能の低下を防ぐうえでも重要。科学的根拠に基づく効果的な運動を実践しよう。

3 嗜好品

Point

- ☑ 禁煙して動脈硬化を防ぐ→ P132
- ☑ お酒の飲みすぎをやめて脂質異常を予防・改善する→ P134

食生活の改善や運動の効果を十分に得るためにも禁煙が必要。お酒は飲み方次第で動脈硬化を進める要因になるため、適量を知ることが大切。

"健康的にやせる"ための食べ方

カロリーオーバーを改善し、バランスよく食べる

動脈硬化の進行を食い止めるために、最優先で取り組むべきは、あらゆる生活習慣病の共通リスクである肥満の解消です。

肥満の原因は、摂取エネルギー量が消費分より多すぎることです。しかも糖質や脂質など、高カロリーなものをとりすぎている一方で、ビタミンやミネラルなど、代謝を助ける栄養素は不足しがちです。そこで、**カロリーオーバーを防ぐと同時に、栄養バランスを整える食生活の工夫**が必要です。

減量目標の求め方

STEP1 肥満度を示す「BMI（体格指数）」を求める

体重(kg)÷身長(m)÷身長(m)＝［BMI］

上の計算式で求められるBMIは、肥満度の指標の1つ。身長に見合った体重かどうかがわかる。BMIが22の人は最も病気になりにくい、というデータがある。

STEP2 「BMI22」に相当する目標体重を求める

身長(m)×身長(m)×22＝［目標体重］kg

BMIが22を超えている場合は、減量が必要。上の式で、目標体重を確認しよう。BMIが19～22の範囲に収まっている人は、現状維持が大切。

やせすぎも危険

BMIと死亡リスクの関係を調べた研究では、「BMI21.0～26.9」のグループが最も死亡リスクが低いことが明らかに。「やせ」と判定される、BMIが19より低いグループは、BMI30以上の人たちよりも死亡リスクが高かったことから、やせすぎにも注意が必要。

カロリーオーバーを防ぐ工夫

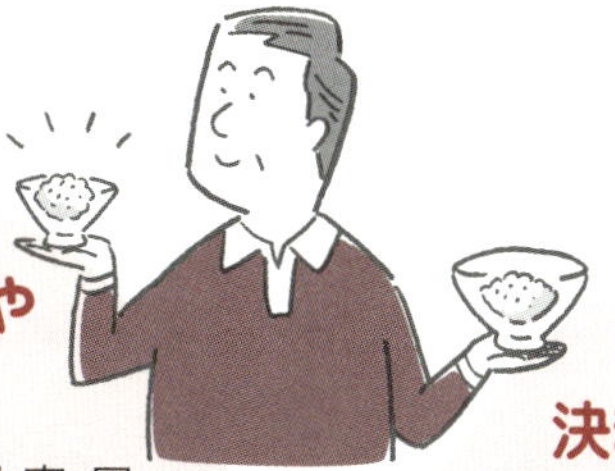

小さめの茶碗や小皿を使う

食事は見ための満足感も大事。同じ分量でも、小さめの器を使うことで見た目のボリューム感がアップする。食べすぎに注意が必要なごはんや揚げ物などは、ひと回り小さな器を使って控えめにしよう。

1日3食決まった時間に食べる

食事の時間が不規則だったり、1日1食や2食にしたりすると、脳は「体が飢餓状態」と判断して脂肪をため込みやすくなる。1日3食、規則正しく食べることで代謝が高まり、太りにくくなる。特に1日の始めに朝食をしっかりとることが大切。

よく噛んで食べる

カロリーオーバーのいちばんの原因は食べすぎ。よく噛んでゆっくり食べると、満腹中枢が刺激されるため、食べすぎを防ぐことができる。噛む回数は、1口につき20回が目安。しっかり噛むことで消化がよくなるため、胃腸の負担も軽くなる。

カロリー表示をチェックする癖をつける

商品のパッケージや外食のメニュー表のエネルギー量を確認して、カロリーが高すぎる場合はひと口残すなどの工夫をする。1日の活動量にもよるが、1食の目安は、身長170㎝の男性で約700kcal、身長155㎝の女性で約600kcal。

間食は200kcalまで

間食は1日200kcalまでにする。脂肪の蓄積に働く「ビーマル1」という細胞内たんぱく質の、分泌量が最少になる14時〜15時ごろにとるとよい。

200kcalの目安

- クッキー…大3.5枚（35g）
- ミルクチョコレート…板チョコ3/4枚（35g）
- しょうゆせんべい…3枚（50g）
- 蒸しまんじゅう…2/3個（75g）

栄養バランスを整える工夫

低カロリーのおかずを追加する

毎食、野菜や海藻、きのこ類を使ったおかずを最低でも1品はとる。低カロリーなので、減量中にも安心で、食物繊維やカリウム、ビタミン類を補える。果物を追加するのもよい。

たくさんの食材を少しずつ食べる

できるだけ多くの食材を少しずつ食べることにより、栄養バランスが自然と整いやすくなる。冷蔵や冷凍で保存が可能な常備菜を、何種類かまとめて作り置きしておくと、品数を増やしたいときに手軽で便利。

動物性たんぱく質と植物性たんぱく質を1:1の割合でとる

肉や魚に豊富な動物性たんぱく質と、大豆製品などに多く含まれる植物性たんぱく質は、どちらも欠かせない栄養素。昼食に肉を食べたら夕食は大豆製品を使うなど、どちらかに偏らず、できるだけ同じ割合でとるようにする。

緑黄色野菜を積極的にとる

ビタミンやミネラルは、ほかの栄養素の働きを助ける作用があり、糖質や脂質の分解、代謝を促す。これらが特に豊富に含まれているのが、ほうれん草やかぼちゃ、にんじんなどの緑黄色野菜。1日120gを目標に、ふだんの食事に積極的に取り入れよう。

先生、教えて!

糖質制限って体にいいの?

糖質制限とは、とりすぎると肥満や糖尿病の原因になる糖質の摂取量を抑える食事法です。

砂糖はもちろんのこと、主食のごはんやパン、麺類の摂取を控えます。制限の程度はさまざまで、「1日3食のうち1食は主食を食べない」といった比較的ゆるいものから、野菜類に含まれる微量の糖質まで厳密に管理する場合もあります。

しかし、糖質は体と脳のエネルギー源であり、極端に制限するのはおすすめできません。糖質制限を長期的に続けることの体への影響もまだわかっていません。糖質をまったくとらないのではなく、とりすぎに注意しましょう。

食後の血糖値の急上昇を防ぐことも大切

誰でも食後は血糖値が上がるものですが、140mg／dℓ以上に急上昇し、下がらないことがあります。肥満を招く原因の1つに、この「食後過血糖」が挙げられます。

これがあると、肥満ばかりでなく、糖尿病、動脈硬化のリスクが高くなることもわかっています。

食後の血糖値は、〝食べる順番〟が深く関係します。血糖値を上げやすいごはんなどの炭水化物より先に、血糖値を上げにくい肉や魚、根菜以外の野菜、きのこ、海藻類などを食べるようにすると、血糖値の急上昇を防げます。

また、食後に体を動かすことでも、急上昇は防げます。

食後過血糖を防ぐ工夫

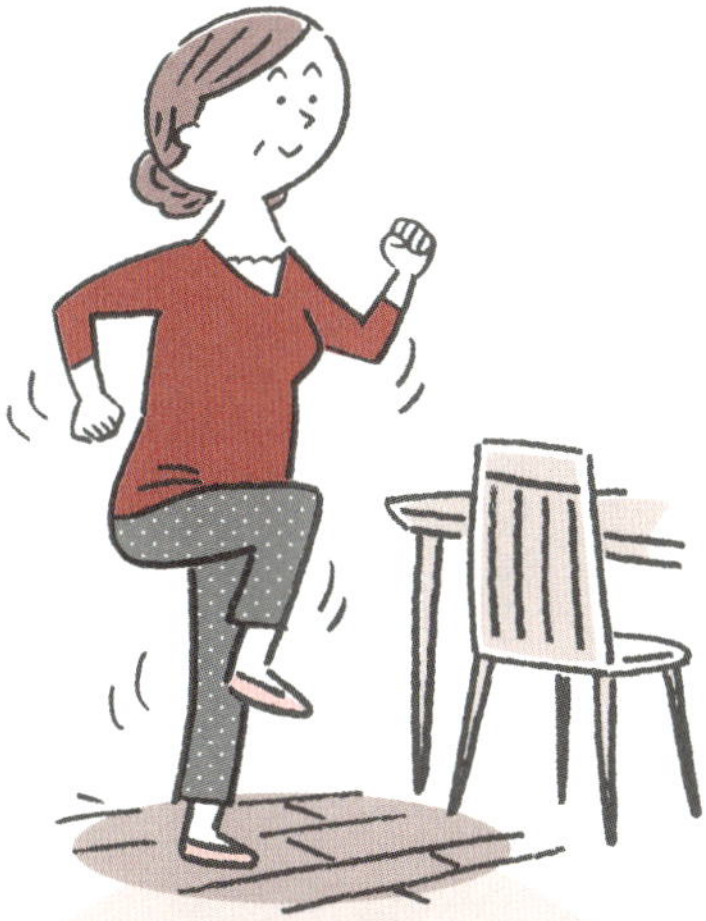

主食より先におかずを食べる

空腹の状態でごはんやパンなどの炭水化物を最初に食べると、血糖値が急上昇する。血糖値を上げにくい野菜などの副菜や、たんぱく質の豊富な主菜を先に食べ、主食はあと回しにすれば、血糖値の上昇がゆるやかになる。

食後に体を動かす

食後に軽い運動をすると、筋肉にエネルギーが使われ、血糖値の上昇がゆるやかになる。特に大腿四頭筋などを動かすのが効果的。その場で足踏みをしたり、つま先立ちをしたりするとよい。

主食は血糖値を上げにくい食品と一緒に食べる

ごはんやパンは血糖値を上げやすい食品だが、納豆や卵など、血糖値を上げにくい食品と合わせることで、食後過血糖を起こしにくくなる。具だくさんの炊き込みごはんや、サンドイッチもおすすめ。

“健康的にやせる”ための運動

有酸素運動はあらゆる生活習慣病のリスクを下げる

呼吸を止めずに体を動かす「有酸素運動」には、狭心症や心筋梗塞を予防するうえで、多くの効果が期待できます。

効果の1つめは、肥満の改善です。有酸素運動は呼吸により十分な酸素を取り込めるので、**食事で摂取した糖質が効率よくエネルギーに変換されます。**これが、肥満予防に有効なのです。

効果の2つめは、生活習慣病の改善です。運動をすると、血管を広げる作用のある**「NO《エヌオー》（一酸化窒素）」という物質の分泌が促され、血圧が下がります。**

また、**血液中の中性脂肪を減らして善玉のHDLコレステロールを増やします。**これによって悪玉のLDLが減るため、動脈硬化も抑制できます。

3つめは、**適度な有酸素運動を続けることで、心肺機能が高まる**ので、ちょっとした運動では発作が起こりにくくなることです。血栓ができにくくなる点でも、心筋梗塞の予防に効果的です。

おまけに、体を動かすことは気分転換にもなるため、ストレス解消にもつながります。

最も手軽に行えるのはウォーキング

生活習慣病を予防・改善するためには、**1日30分以上の有酸素運動を、週3日以上**行いましょう。なかでも実践しやすいのが、ウォーキングです。特別な道具は必要なく、気軽に始められます。

まとまった時間が取れない場合は、細切れでも構いません。通勤中や移動中も、姿勢よく大股で歩くことを意識すれば、ウォーキングの時間になります。脱水状態になると血栓ができやすく危険なため、こまめな水分補給が大切です。

効果的なウォーキングの方法

ふだんより歩幅を広げ、体を大きく動かすことを意識する。脈拍数が上がりすぎると、心臓に負担がかかって危険。下の計算式でベストな脈拍数を求め、運動中に脈拍を測る。上がりすぎている場合は、歩く速度を落とす。

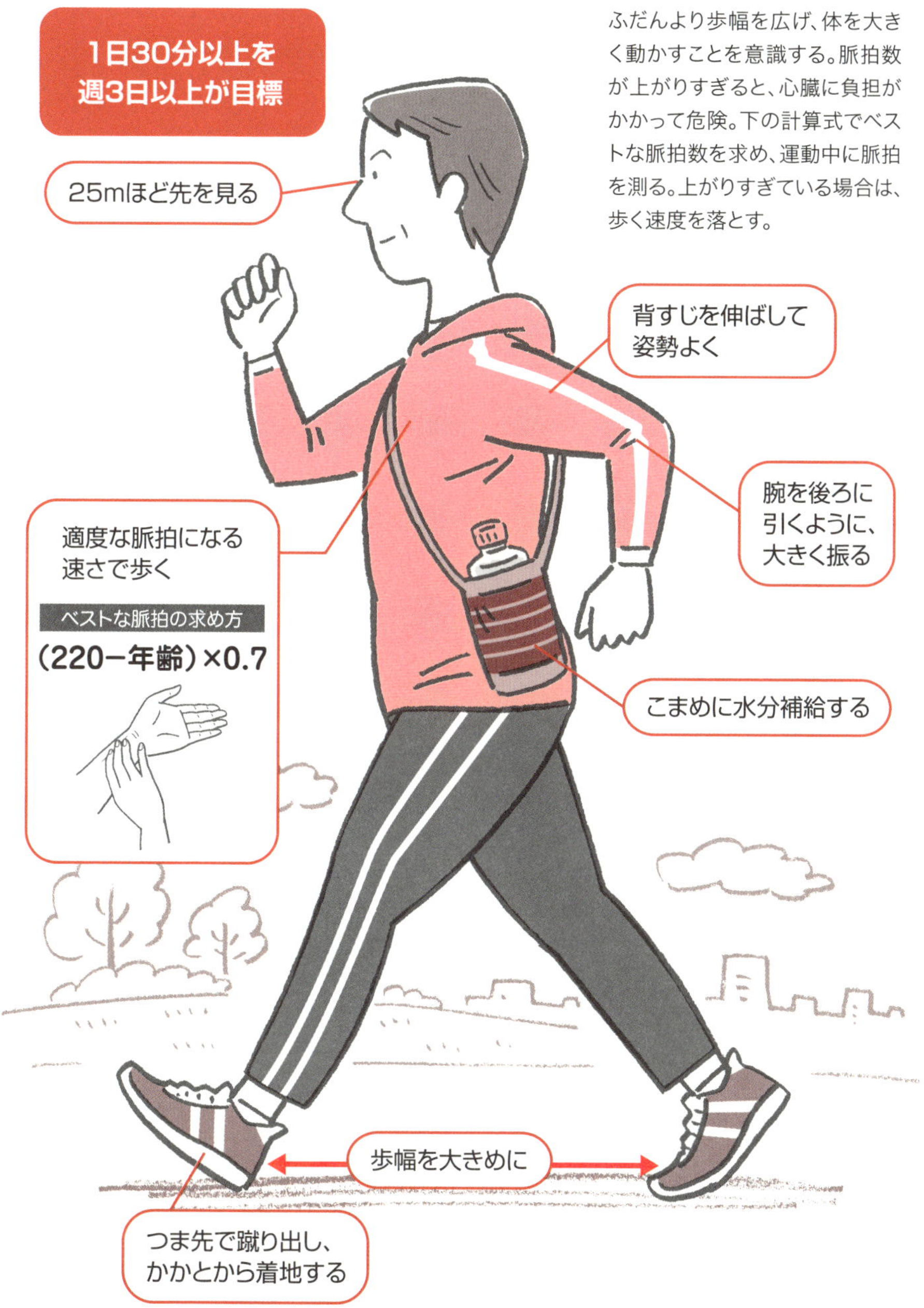

1日30分以上を
週3日以上が目標
25mほど先を見る
背すじを伸ばして
姿勢よく
腕を後ろに
引くように、
大きく振る
適度な脈拍になる
速さで歩く
ベストな脈拍の求め方
(220−年齢)×0.7
こまめに水分補給する
歩幅を大きめに
つま先で蹴り出し、
かかとから着地する

有酸素運動を安全に行うために

☑ ウォーミングアップとクールダウンを必ず行う

けがを防ぐために、ウォーキング前には下半身のストレッチを行う。また、急に運動を終えると脈拍が上がりすぎることがあるため、終了前には歩く速度を落とし、クールダウンする。

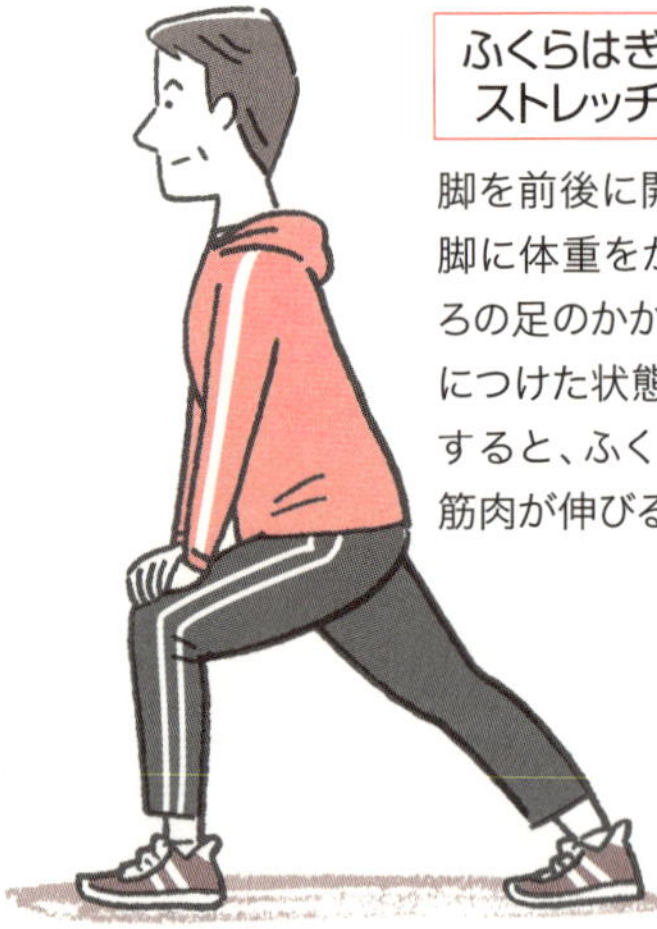

ふくらはぎのストレッチ例

脚を前後に開き、前の脚に体重をかける。後ろの足のかかとは地面につけた状態をキープすると、ふくらはぎの筋肉が伸びる。

☑ 天候の悪い日は屋外での運動は避ける

寒い日は血圧が急上昇する危険があるため、防寒対策をしっかりして、比較的暖かい日中に行うとよい。暑い日は脱水を招きやすいため、最も暑くなる昼間の時間帯を避け、こまめに水分を補給する。寒さや暑さが厳しい日は、室内で足踏みをしたり、ジムなどでトレッドミル（ウォーキングマシン）を使うとよい。

☑ 体調が優れない日は無理をしない

体調が悪い日に無理をすると、かえって悪化させてしまうなど、デメリットのほうが大きい。運動は、体調が回復してから再開しよう。

運動を始める前には必ず主治医に相談する

効果的な有酸素運動は、強度がポイントとなります。**理想的な運動強度は、その人の最大能力の7割ほど**です。その目安となるのが、脈拍（↓P99）。1分間の脈拍が「（220－年齢）×0・8」以上の場合は、負荷が大きすぎるので、歩く速度を落としましょう。ハァハァと息が上がる場合も、心肺への負担が大きすぎる可能性があります。

狭心症の治療中の人は、運動を始める前に、自分に最適な方法を提案してもらう「運動処方」を受けることがすすめられます。運動負荷心電図検査（↓P40）などによってどの程度の強度なら安全に運動できるかを調べ、具体的な内

日々の生活の中で運動量を増やすアイデア

テレビを見ながらその場で足踏みする

テレビを見るとき、その場で足踏みをすれば運動の時間になる。大きく腕を振って、脚をしっかり上げることを意識するのがポイント。天気が悪く、屋外で運動できない日にもおすすめ。

大きな動作で家事を行う

掃除や洗濯などの家事だって、全身の筋肉を使う立派な運動。積極的に取り組もう。そのとき、いつもより大きな動作できびきび行うことを意識すると、運動量がさらにアップする。

家事の活動量

運動の強度は、メッツという単位で示される。安静時を1メッツとし、何倍のエネルギーを消費しているかを意味する。家事は、散歩と同等、もしくはそれ以上の運動強度がある。

基準　散歩　3.5メッツ

- ●部屋の片付け　4.8メッツ
- ●洗濯物を干す　4.0メッツ
- ●掃除機がけ　3.3メッツ
- ●窓掃除　3.2メッツ

国立健康・栄養研究所「改訂版 身体活動のメッツ(METs)表」より

電車を1駅手前で降りて、ウォーキングする

電車を利用するときは、時間に余裕をもって出発し、目的地や自宅の最寄り駅の1駅手前で降りる「1駅分ウォーキング」がおすすめ。また、近所の買い物は車を使わず、自転車や歩きで。

容や強度、頻度などを指導してもらうことができます。

心筋梗塞を発症したことのある場合は、4〜6割程度の運動負荷が適切な場合もあります。

ちょっとした工夫で運動量は増やせる

これまで運動習慣がない人の場合、毎日そのためのまとまった時間をつくるのは、肉体的にも心理的にもハードルが高いものです。

そのときは、仕事や家事といった**日常生活の各場面での運動量を増やす**ように、発想を転換しましょう（→上図）。なかでも、〝座りっぱなしの時間を減らす〟意識は重要です。小さな積み重ねも毎日続けることで、筋力がついて代謝が改善し、肥満解消につながります。

減量は楽しく無理なく継続することが大切

1か月に2～3kg減を目標にする

ダイエットを成功させる最大の秘訣は、楽しく続けることです。例えば、ダイエット成功者の多くが実践しているのが、「毎日体重計に乗ること」。毎日計量してグラフ化してみると、ダイエットの成果がよくわかります。これが継続する励みになるのです。

ただし、**減量のペースは月に2～3kgが理想的**です。それ以上になると、健康に悪影響が及んだり、続けられずにリバウンドする可能性があるので、すすめられません。

減量を成功させるコツ

1 定期的に体重を量って成果を実感する

定期的に体重を量ることで、減量の成果を数字として把握できる。成果を実感できれば、減量を続けるモチベーションにつながる。体脂肪が減って筋肉量が増えた場合は体重が増えるので、できれば体脂肪率も測れる体組成計を使う。筋肉量が増えたために体重が増えている場合は、体は健康になっているので、落ち込む必要はない。

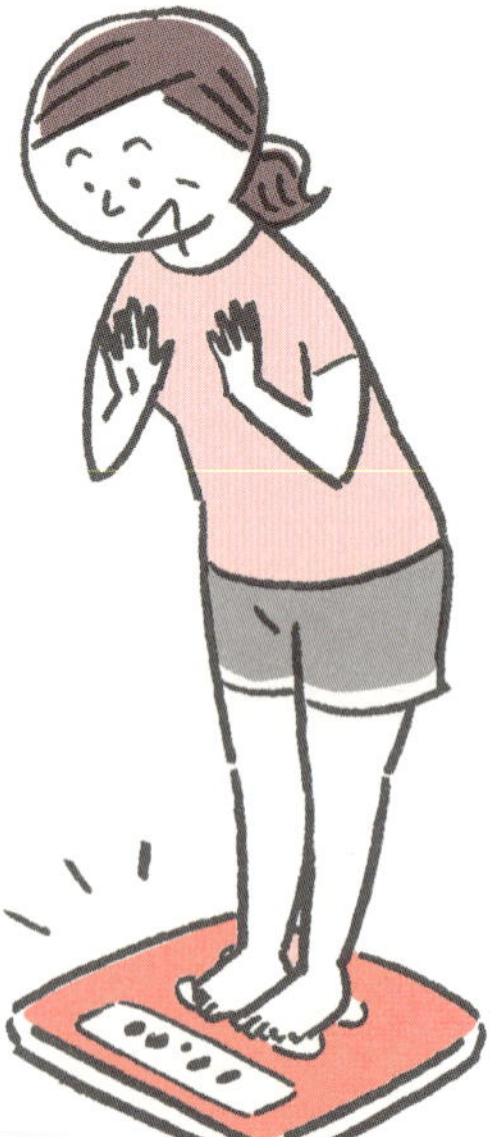

急激な変化は要注意

食べすぎや運動不足など、思い当たる変化がないのに体重が1週間で2～3kg以上増えた場合は、心不全の危険性がある。

2 家族や友人と一緒に取り組む

食生活の改善は、同居する家族も一緒に取り組むことが不可欠。1人だけ別メニューでは、挫折しやすい。生活習慣病を改善するための食生活は、健康な人にとっても理想的な食事なので、家族の健康維持にもつながる。また、運動も家族や友人と一緒に行うことで、楽しみながら続けられる。人と一緒に取り組んだほうが、運動の効果が高まり、認知症のリスクも下がるという研究報告も。

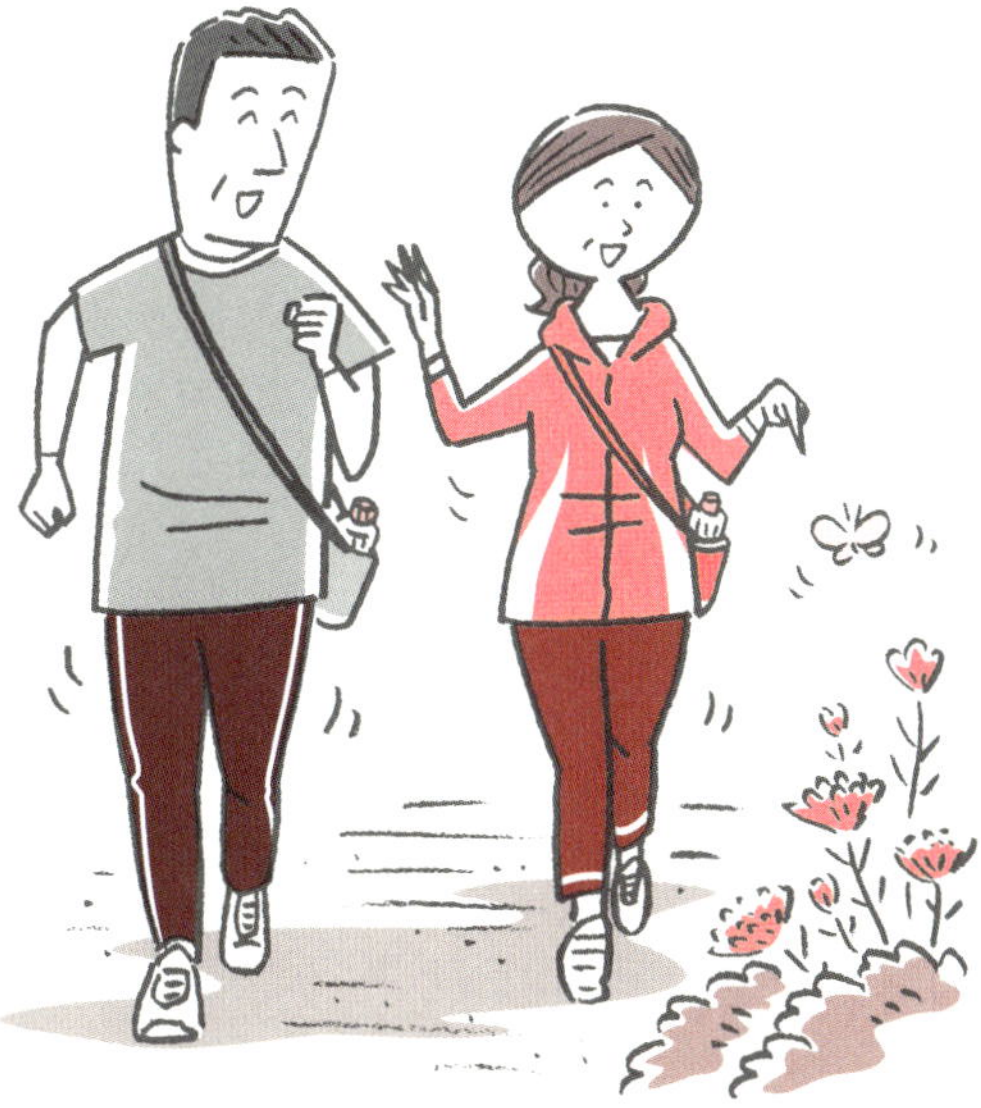

3 運動を義務と思わず、楽しみを見つける

ウォーキングをするときは、「桜の季節は桜がきれいな公園の周りを歩こう」「友人の家を訪ねて、おしゃべりしよう」といったように、楽しみをつくるとモチベーションが高まる。

4 ストレスをこまめに発散する

ストレスがたまりすぎると、ドカ食いや早食いをしてしまうという人も少なくない。特に減量中はストレスを感じることも多いため、自分なりの発散方法を見つけておく（→P154）。

5 睡眠を十分にとる

睡眠中には、満腹感をもたらすレプチンというホルモンが脳から分泌される。睡眠時間が短い人はそうでない人よりもレプチンの分泌量が減ることが明らかになっている。レプチン不足は食べすぎを招き、肥満の原因になる。しっかり睡眠をとることが、減量を成功させるカギ。

とりたい脂質と避けたい脂質を選び分ける

脂質はとりすぎも不足もよくない

脂質は、たんぱく質、炭水化物と並び、人間の体に不可欠な「三大栄養素」の1つです。体を維持するためのエネルギー源になるとともに、細胞膜や血液、ホルモンなどの原料になります。ビタミンA、D、Eなど脂溶性のビタミンの吸収をよくする働きもあります。脂質不足は体調不良を招くのです。

エネルギーとして使われなかった脂質は、皮下脂肪や内臓脂肪として蓄えられます。ただ、体脂肪を目の敵にするのも間違いです。体温を保ったり、内臓を外部の衝撃から守ったりする役割があるからで、適度な脂肪は必要です。

しかし、脂質のとりすぎは肥満や血中脂質の異常を招くため、注意が必要です。たんぱく質と炭水化物1gあたりのエネルギー量が4kcalなのに対し、脂質は9kcalと、倍以上もあるのです。

脂肪酸のバランスが偏ると動脈硬化が進行する

脂質は主に、肉やバター、ラードなどの動物由来のもの、コーン油、オリーブオイルなど植物由来のもの、魚類由来のものがあります。それぞれ異なる特徴をもつため、**動物由来と植物由来と魚類由来の脂質を、4対5対1の割合でとるのが理想的**といわれています。

これは、食品によって、脂肪の主成分である脂肪酸の種類や、含まれる割合が異なるためです。脂肪酸は、分子の結合のしかたの違いで、「飽和脂肪酸」と「不飽和脂肪酸」に分けられます。

飽和脂肪酸は、体内でも合成され、コレステロールや中性脂肪を増やす作用があります。例えば、動物由来の飽和脂肪酸をとりすぎると、血液中に悪玉のLDLコレステロールが増え、動脈硬化が進

脂肪酸の分類

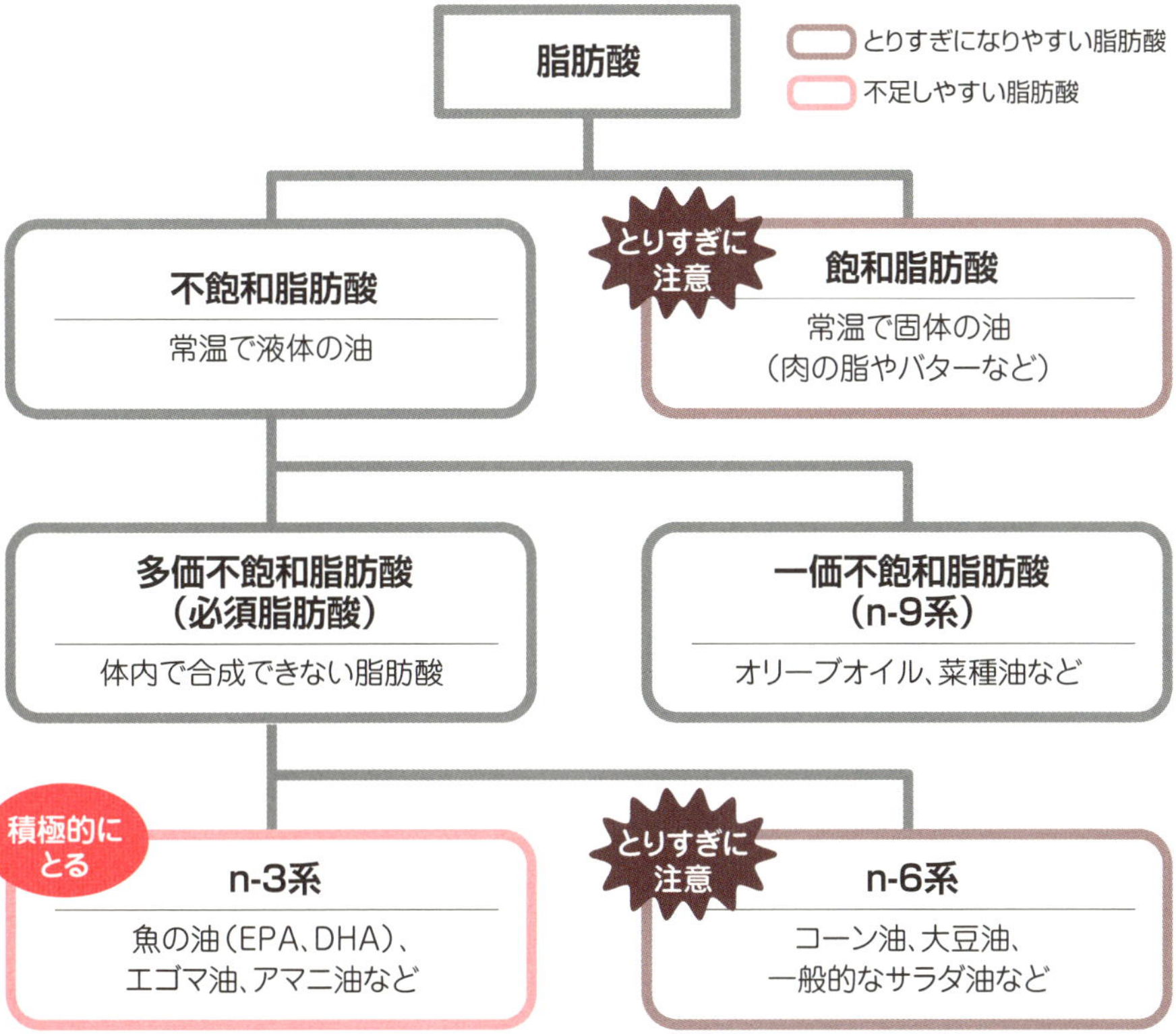

行します。

不飽和脂肪酸はさらに、体内で合成できる「一価不飽和脂肪酸」と、体内で合成できない「多価不飽和脂肪酸」に分かれます。**一価不飽和脂肪酸はコレステロールを〝減らす傾向にする〟作用があり、多価不飽和脂肪酸にはコレステロールを〝減らす〟働き**があります。

動脈硬化のリスクを下げる青魚の油を積極的にとる

体内で合成できない多価不飽和脂肪酸は「必須脂肪酸」と呼ばれ、n-3系とn-6系に分かれます。

動脈硬化予防のために積極的にとりたいのが、**n-3系**です。この脂肪酸には、**血管の炎症を抑えたり、血栓をできにくくしたりす**

る作用があります。n-3系に分類されるのは、魚に豊富なEPA(エイコサペンタエン酸)やDHA(ドコサヘキサエン酸)と、エゴマ油やアマニ油に豊富なα《アルファ》-リノレン酸です。α-リノレン酸は、体内でその一部がEPA、DHAに変換されます。

EPAとDHAは合わせて1日に1000㎎とるのが目標です。

しかし、食の欧米化などに伴い、n-3系脂肪酸が不足している人が多くなっています。これらが特に豊富に含まれる青魚を積極的にとって、脂質のバランスを改善しましょう(↓左表)。

EPAやDHAは熱に弱く、流出しやすいため、刺身などにして生で食べるのが最も効果的です。また、さばの水煮缶などを常備しておくと、調理いらずですぐに食べられて便利です。

魚が苦手な人はエゴマ油やアマニ油を活用

n-3系脂肪酸をとるには、青魚をとるのが最も手軽ですが、魚が苦手という人もいるでしょう。

そのような場合は、エゴマ油やアマニ油を活用しましょう。これらの油はほとんど無味無臭で癖がないので、いろいろな料理に取り入れてもふだん通りの味で楽しめるのがメリットです。

EPA・DHAが豊富な魚

EPA・DHAの代名詞ともいえるのが青魚。特に脂ののった旬の時期がおすすめ。鮭やサーモン、まぐろは養殖もののほうが脂がのっている。

1食分の目安量	EPA	DHA
あじ(1尾150g)	450㎎	860㎎
いわし(1尾100g)	780㎎	870㎎
さば(1切れ80g)	550㎎	780㎎
さば(水煮缶1/2缶100g)	930㎎	1300㎎
さんま(1尾150g)	1300㎎	2400㎎
ぶり(1切れ100g)	940㎎	1700㎎
銀鮭(1切れ100g)	740㎎	1200㎎
サーモン(1切れ100g)	850㎎	1400㎎
まぐろ(トロ50g)	700㎎	1600㎎
戻りがつお(50g)	200㎎	490㎎
かます(1尾100g)	340㎎	940㎎

数値は、文部科学省『日本食品標準成分表2015年版(七訂)』より

ただ、熱を加えると酸化しやすく、かえって動脈硬化を進行させることになりかねません。サラダやおひたしにかけて食べるのがおすすめです。納豆にもよく合います。1日小さじ1杯程度を目標に摂取しましょう。

また、日光や蛍光灯の光で酸化するのを防ぐため、開封後は冷蔵庫で保管するのがおすすめです。

魚のEPA・DHAを無駄なくとるには

刺身やカルパッチョにする

旬の魚は、新鮮なうちに生でいただく。カルパッチョは、酢とオリーブオイルの風味によって、塩を使わなくてもおいしい。減塩の観点でもおすすめ。

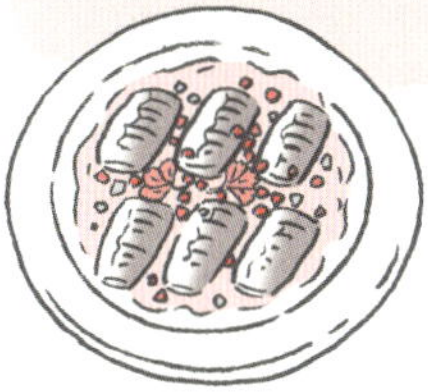

ホイル焼きにする

野菜やきのこを一緒に包んでホイル焼きにすれば、魚から流れ出たEPAやDHAを野菜などが吸収してくれるため、魚の油を無駄なくとることができる。

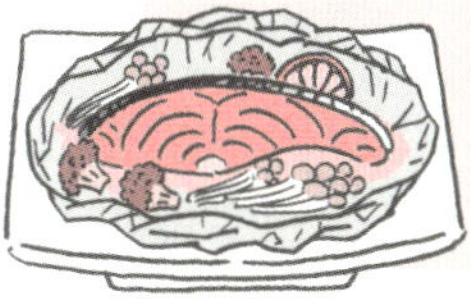

煮込み料理やスープにする

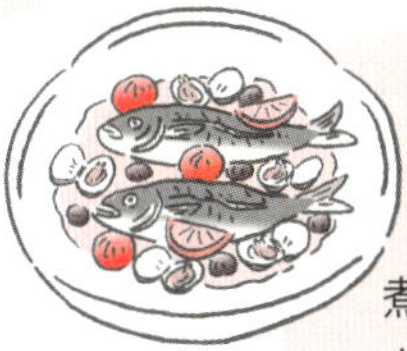

煮汁ごと食べる料理は、煮汁の中に溶け出したEPAやDHAも摂取できる。スープは塩分が高くなりやすいので、ハーブやスパイスを利かせて減塩を意識して。

トランス脂肪酸はできるだけ避ける

とりすぎに注意したい脂肪酸の1つに「トランス脂肪酸」があります。植物油などからマーガリンやショートニングをつくるときに生じる脂肪酸です。欧米人を対象にした研究では、日常的にとりすぎると心臓病のリスクが上がることが明らかになっています。

市販の菓子類やパン、カップラーメンなどのインスタント食品、ファーストフードなどは控えめにしましょう。

飽和脂肪酸やn-6系のとりすぎに注意する

不足しやすいn-3系に対して、とりすぎになりやすいのが、飽和脂肪酸とn-6系脂肪酸です。

肉類に多く含まれる飽和脂肪酸のとりすぎを防ぐには、部位の選び方がポイントになります。**牛肉なら、脂肪の少ないもも肉やヒレ肉**を選びましょう。ロースやサーロインは、調理の際に脂身の部分を減らします。霜降り肉は脂身だけを取り除くことが難しいので、控えめにしましょう。

豚肉は、ビタミンB群が豊富ですが、牛肉や鶏肉に比べると脂が多くなっています。牛肉同様、**ヒレ肉のような赤身の部位や、ロースのように脂身を取り除きやすい部位**を選びましょう。しゃぶしゃぶは、余分な脂を湯の中に落とせるのでおすすめです。

鶏肉は、皮の部分に脂肪が多く含まれているため、**なるべく皮を取り除いて調理**しましょう。ささみや皮を除いた胸肉は脂質が少なく、安心して食べられます。

また、ソーセージやベーコン、ハムなどの加工肉は、どれも脂質や塩分が多いので、できるだけ控えたい食品です。

n-6系脂肪酸は体内で合成できない必須脂肪酸とはいえ、調理油として使われることが多いため、不足することはほぼなく、むしろ現代人はとりすぎている傾向があります。n-6系は、適量であれば動脈硬化のリスクを下げる作用がありますが、とりすぎると

血液検査で脂肪酸のバランスをチェックできる

コーン油などに豊富なn-6系脂肪酸は、体内で「アラキドン酸」に変換されます。アラキドン酸に対し、EPAやDHAの血中比率が低いほど動脈硬化になりやすいことがわかっています。「脂肪酸分画」という血液検査によって、この比率を調べることができます。動脈硬化や虚血性心疾患《きょけつせいしんしっかん》のリスクなどをみる指標として注目されています。心血管疾患では保険適用でこの検査を受けられます。

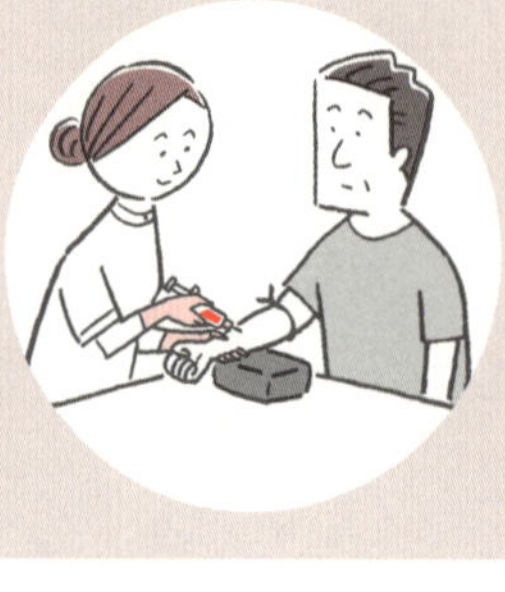

飽和脂肪酸とn-6系のとりすぎを防ぐ工夫

網焼きや蒸し料理にする

飽和脂肪酸を多く含む肉は、グリルで網焼きにしたり、せいろで蒸すことで、余分な脂を落とせる。カロリーも抑えられるので、肥満の予防にも。

肉の脂身や皮を取り除く

調理の際、肉の脂身や皮を取り除くことで、飽和脂肪酸の摂取量を減らせる。また、ラム肉や鴨肉は、飽和脂肪酸が少ないため、積極的に活用を。

調理油をn-9系のオリーブオイルにする

調理油は、加熱しても成分が変わらないn-9系のオリーブオイルがおすすめ。抗酸化作用のあるβ《ベータ》-カロテンやビタミンEも含まれる。

フッ素樹脂加工のフライパンを使う

フッ素樹脂加工されたフライパンや鍋は、調理油をしかなくても具材がくっつかず、食材の脂だけで調理が可能。n-6系の調理油のとりすぎを防げる。

善玉のHDLコレステロールが減少するといわれています。**調理油にはn-9系のオリーブオイル**などを取り入れて、n-6系のとりすぎに注意しましょう。

脂質は酸化しやすいため、新鮮なうちに食べる

脂質は酸化しやすい性質があるため、動脈硬化予防に効果的なEPAやDHAのような油でも、古くなると成分が劣化し、効果が落ちたり、逆に害になってしまうこともあります。**青魚は新鮮なうちに食べる**ことを心がけましょう。

調理油も同様です。開封してから時間がたつと酸化してしまうため、早めに使い切ってください。早く使い切れるように、小さめのパックを買うのも一法です。

コレステロールを増やす食生活を改善する

コレステロール＝悪者ではない

体内にあるコレステロールの、70〜80％は、食事からとった脂質や糖質を原料として、肝臓でつくられたものです。

コレステロールは、血管壁の内側にたまって動脈硬化性プラークをつくるため、体に害のあるものというイメージをもたれることが多いようです。

しかし、コレステロールは、細胞膜の主要な構成成分です。また、副腎皮質ホルモンや女性ホルモンの材料でもあり、食事でとった脂肪を消化するときに必要な胆汁酸も、コレステロールからつくられます。人間が生きていくためには欠かせない成分なのです。

過剰なコレステロールが、血管にプラークをつくる

コレステロールが問題となるのは、血液中に増えすぎた場合です。脂であるコレステロールは、血液に溶け込むために、リポたんぱくという物質になって体内の必要な場所に運ばれます。リポたんぱくのうち、全身の組織にコレステロールを運ぶ働きをするのが「LDLコレステロール」です（→P34）。

それに対して、余ったコレステロールを肝臓に戻し、胆汁酸やホルモンの原料として再利用できるようにしているのが「HDLコレステロール」です。HDLが十分にあれば、血液中のコレステロールが増えすぎることは少ないため、善玉と呼ばれています。

一方、**HDLに対してLDLが多すぎると、血液中のコレステロールが過剰になり、動脈硬化を促進させてしまいます。**そのため、LDLは悪玉といわれます。

動脈硬化を防ぐには、LDLとHDLのバランスを崩さないことが大切なのです。

コレステロールが全身に運ばれるしくみ

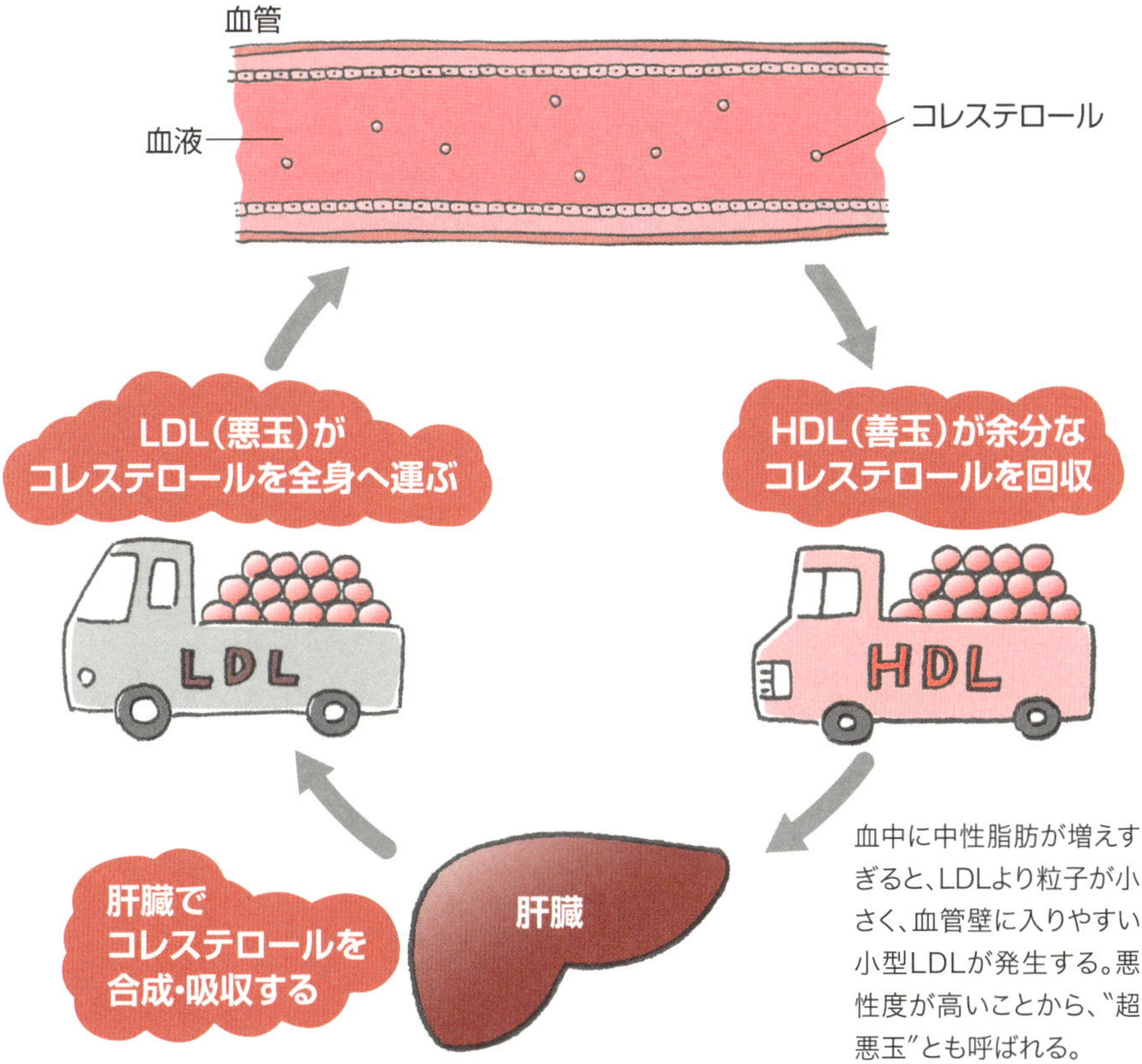

血中に中性脂肪が増えすぎると、LDLより粒子が小さく、血管壁に入りやすい小型LDLが発生する。悪性度が高いことから、〝超悪玉〟とも呼ばれる。

高コレステロール血症の人は、食品選びに留意する

コレステロールは、体内で合成されるだけでなく、さまざまな食品にも含まれています。かつては、食事でとった分は、その量に比例して、血中コレステロールの数値を押し上げるといわれていました。

しかし、今では食べ物から取り込まれるのは、一部にすぎないことがわかっています。食品中のコレステロールの約6割は、便として体外へ排泄されています。

また、体内では調節機能が働き、食事から多くとれば体内でつくる量が減り、逆に少なければ体内で多くつくられるしくみになっていることがわかりました。

そのため、健康な場合、食べ物

からとるコレステロール量が1日100㎎以下であるなら、血中コレステロール値はほとんど変化しません。そして、摂取量が300～400㎎以上に達すると、それ以上は上がらないようになっています。

ただし、高コレステロール血症の人の体は、コレステロールを吸収しやすくなっていることがあるため、食品による影響が大きくなりがちです。魚卵などに代表される高コレステロール食品は控えめにしましょう（↓左表）。

肥満の人も、食事からの影響が大きくなる傾向があるため、注意が必要です。

肥満の改善や運動も併せて行う

血液中のコレステロールが増えるのを防ぐためには、肥満の改善や運動も重要です。

肥満があると血液中に中性脂肪が多くなりますが、これが過剰になると、善玉のＨＤＬが減ったり、悪玉のＬＤＬが小型化して、血管壁に入り込みやすくなったりするためです。

肥満の改善には、糖質や脂質の摂取量を適正にすることが必要です。コレステロールを増やす作用がある動物性脂肪の摂取量を抑えると、肥満が改善するだけでなく、血中脂質のバランスも整いやすくなります。

また、ウォーキングなどの有酸素運動をすると、中性脂肪が減り、ＨＤＬが増えます。その結果、悪玉のＬＤＬを減らすことができます（↓Ｐ98）。

コレステロールの多い食品

血中のコレステロール値が高い人は、魚や肉の内臓、魚卵は控える。いかやたこ、えびはコレステロールを下げるタウリンも豊富なため、食べすぎなければ問題ないことが多い。

1食分の目安量	コレステロール
するめいか（1/2杯150g）	380㎎
たこ（100g）	150㎎
えび（5尾50g）	80㎎
しらす干し（20g）	48㎎
ししゃも（3尾60g）	170㎎
たらこ（1/2腹40g）	140㎎
すじこ（20g）	100㎎
数の子（30g）	110㎎
鶏レバー（50g）	190㎎
牛レバー（50g）	120㎎
卵黄（1個分20g）	280㎎

数値は、文部科学省『日本食品標準成分表2015年版（七訂）』より

コレステロールの増えすぎを防ぐには

夜食をしない

夜は活動量が減るため、夜10時以降に食べたものは中性脂肪になりやすい。空腹感の強いときは、シュガーレスのガムを噛んだり、無糖の温かいお茶を飲むのがおすすめ。

朝食を抜かない

朝食を食べないと、昼食や夕食でとったコレステロールを余分に吸収しやすくなるので、1日3食しっかりとることが大切。肥満予防にも効果的。

有酸素運動をする

1日8,000歩の歩行で、脂質異常症を含む生活習慣病のリスクが下がるというデータがある。通勤や家事など、日常生活で歩いた歩数も含めてよい。

意識して和食をとる

和食でよく使われる大豆製品やきのこ、海藻などはコレステロールを減らす働きがある。洋食に偏りがちな場合は、意識して和食の回数を増やそう。

先生、教えて!

卵は1日1個までって本当?

コレステロール値が正常な人の場合は、卵を1日2個食べる日があっても、それほど心配はいりません。

「1日1個まで」といわれていた時代もありましたが、現在は、食事がコレステロール値へ与える影響は少ないことが明らかになっているため、特に摂取基準は設けられていません。

ただ、高コレステロール血症と指摘されている人は、1日1個程度にすることがすすめられます。主治医や管理栄養士の指導に従いましょう。

2種類の食物繊維をバランスよくとる

生活習慣病予防に食物繊維は欠かせない

脂質異常症対策、ひいては動脈硬化を防ぐため、積極的にとりたい栄養素の1つが、食物繊維です。

食物繊維は、**体内のコレステロールを吸着して、便として一緒に排泄する働き**があります。

これによって、脂質異常症改善への好影響が期待できるわけですが、それだけではありません。食物繊維は、腸内で胆汁酸をも吸着し、やはり便とともに排泄してくれるのです。

胆汁酸は、脂肪の消化を促す胆汁という消化液の主成分で、肝臓でコレステロールを原料としてつくられます。

通常は、脂肪を消化する役目を果たしたあと、小腸で吸収され、再利用されます。ところが食物繊維がこれらをからめ取って体外へ排泄してしまうと、不足分を補うために肝臓は、新たなコレステロールを使って胆汁酸をつくるのです。結果として、血中コレステロール値が低下するというわけです。

また食物繊維は、小腸での糖質の吸収をゆるやかにして、**食後の血糖値の急上昇を防いだり、血液中のナトリウムを排出して、血圧を下げたりする**効果もあります。

低カロリーなので、食物繊維が豊富な食材を積極的に食べれば、肥満の改善にもつながります。

このように、あらゆる生活習慣病の予防・改善に好影響をもたらすのです。

1日に両手3杯分の生野菜を食べる

1日の食物繊維摂取量の目標は、18〜69歳の男性で20g以上、女性で18g以上です。

食物繊維は、野菜や海藻、きのこなどに豊富ですが、食生活の欧米化や加工食品の普及などの影響

食物繊維が豊富な食品

※（　）内は1食分の目安量

野菜・豆類

●ごぼう（1/2本50g）……2.9g
●ほうれん草（1/2束100g）……2.8g
●モロヘイヤ（1/2束50g）……3.0g
●かぼちゃ（1/8個150g）……5.3g
●にんじん（1/2本80g）……1.9g
●枝豆（50g）……2.5g
●納豆（1パック50g）……3.4g

きのこ・海藻類

●えのきたけ（1/2袋50g）……2.0g
●しいたけ（3個45g）……1.9g
●なめこ（1/2袋50g）……1.7g
●まいたけ（50g）……1.8g
●生わかめ（30g）……1.1g
●ひじき（ゆで30g）……1.1g
●昆布（30g）……8.1g

果物

●アボカド（1/2個100g）……5.3g
●キウイフルーツ（1個100g）……2.5g
●バナナ（1本100g）……1.1g
●りんご（1/2個150g）……2.1g

その他

●こんにゃく（1/2個150g）……3.3g
●そば（乾麺1束100g）……3.7g
●ライ麦パン（1個80g）……4.5g
●大麦（50g）……5.2g

●は 水溶性食物繊維が特に多いもの
●は 不溶性食物繊維が特に多いもの
●は どちらも バランスよく含むもの

数値は、文部科学省『日本食品標準成分表2015年版（七訂）』より

もあり、多くの日本人が目標量に届いていないのが現状です。厚生労働省による平成28年の国民健康・栄養調査では、20歳以上の平均摂取量は、14・7gでした。

食物繊維18～20gを野菜からとる場合は、**生野菜なら両手に3杯、ゆでた野菜なら片手に3杯分が目安**となります。

水溶性と不溶性食物繊維を1対2の割合でとる

食物繊維には、水溶性と不溶性の2種類があり、体内での働きが異なります。

水溶性食物繊維は水に溶ける性質があり、腸内でゼリー状になります。コレステロール値や血糖値の上昇を抑えたり、血圧を下げたりする効果が期待できるのは、水

溶性食物繊維です。また、腸内の有用細菌のエサになります。

不溶性食物繊維は、便のかさを増やし、有害物質を吸着して体外へ排泄する効果があります。

水溶性食物繊維と不溶性食物繊維は、1対2の割合になるようにとるのが理想的です。

水溶性食物繊維が豊富な海藻類を積極的にとる

現代人に特に不足しやすいのが、水溶性食物繊維です。生活習慣病を改善し、動脈硬化の抑制が期待できるので、狭心症・心筋梗塞の既往がある人ほど、積極的に日々の食事に活用したいものです。

水溶性食物繊維にもいくつか種類があり、代表的なのは、果物や野菜、豆類に含まれる「ペクチン」、

食物繊維を効果的にとるコツ

主食は〝茶色い〟食品を選ぶ

白米や小麦粉は、精製過程で食物繊維が豊富な胚芽やぬかが取り除かれてしまう。そのため、白米よりも玄米が、小麦粉よりも全粒粉が、食物繊維は豊富。また、ライ麦や雑穀も食物繊維が多い。主食を〝茶色っぽい〟玄米やライ麦パンなどに変えるだけで、食物繊維の摂取量がアップ。

主食の食物繊維量

ごはん茶わん1杯（150g）の場合

白米 0.5g → 玄米 2.1g

トースト1枚（50g）の場合

食パン 1.2g → ライ麦パン 2.8g

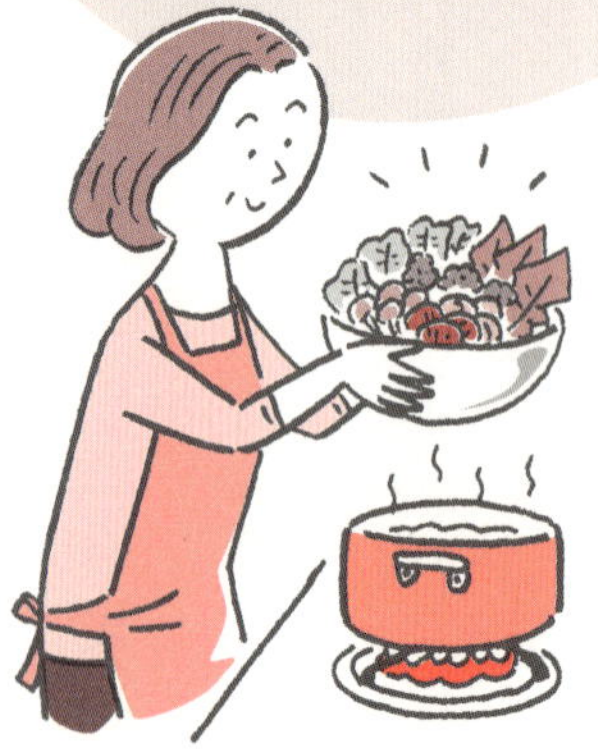

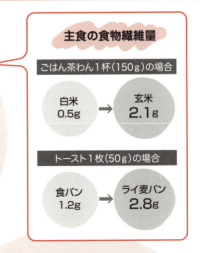

野菜は加熱調理する

量のかさばる生野菜だけで、1日に必要な食物繊維量を満たすのは難しい。野菜は加熱することでかさが減るため、量を多く食べられる。みそ汁やスープなどに使えば、水溶性食物繊維も無駄なくとれる。ただし、その場合は塩分を控えめに。

こんにゃくの「グルコマンナン」、海藻類の「アルギン酸」などです。**水や煮汁に流れ出てしまう性質があるので、生で食べるのが効果的**です。加熱する場合は、みそ汁や炊き込みご飯などの具にすると、水に流れ出た食物繊維も無駄なくとることができます。

えびやかにの殻にも食物繊維が豊富

えびやかにの殻には、「キチン質」という水溶性食物繊維の一種が含まれています。コレステロールを下げる作用のほか、脂肪の吸収を抑えて肥満を防ぐ効果などもあります。桜えびのような小さなえびは殻ごと食べやすく、おすすめです。

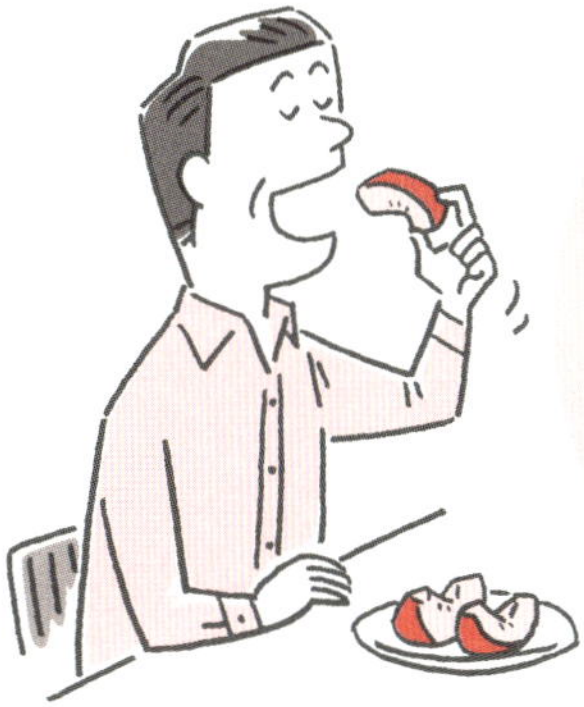

野菜や果物はできるだけ皮ごと食べる

野菜や果物は、皮や、皮の近くに多量の食物繊維が含まれている。さらに、皮の色素であるポリフェノールには抗酸化作用があり、動脈硬化予防にも有効。よく洗って、できるだけ皮ごと食べるとよい。

大豆製品を1日1回はとる

大豆製品は、2種類の食物繊維をバランスよく含んでいる。豆腐やおから、納豆、油揚げなどバリエーションが豊富なので、毎日飽きずに取り入れやすい。

きのこや海藻、こんにゃくを1日1回は食べる

きのこや海藻、こんにゃくは食物繊維が豊富な食材で、しかも低カロリー。日々の食事にこれらを使ったメニューを追加すれば、食物繊維不足を解消できるだけでなく、エネルギーのとりすぎを防いで肥満の予防・改善にもつながる。

高血圧対策①

1日の食塩摂取量を6g未満にする

動脈硬化を進める高血圧を減塩して改善する

高血圧の治療で重視されているのは食事療法で、まず減塩が指導されます。臨床研究により、**1日の食塩摂取量を5g減らすと、上の血圧は5㎜Hg程度、下の血圧は3㎜Hg程度下がる**ことが明らかになっているためです。個人差はあるものの、1日1gの減塩で、約1㎜Hgの降圧効果が期待できるというわけです。

また、**減塩には降圧薬の効果を高める効果**もあるため、すでに薬をのんでいる人も、服用量を減らせることがあります。

食事でとる塩分の量を食塩摂取量といいます。高血圧がある人や、狭心症・心筋梗塞の人が再発を防ぐためには、1日の食塩摂取量を6g未満にすることが推奨されています。しかし、これはかなり厳しい目標値です。なぜなら、日本人の平均的な食塩摂取量は1日に10g前後と、1・5倍も多くとりすぎているからです。

塩分の過剰摂取は、胃がんのリスクを高めることもわかっています。高血圧ではない人も、高血圧の予防や健康維持のために、減塩に取り組みましょう。

日本人は塩分をとりすぎている

1日の平均食塩摂取量

成人男性 10.8g
成人女性 9.2g

平成28年「国民健康・栄養調査」（厚生労働省）より

1日3g以上減塩する必要がある

狭心症・心筋梗塞を防ぐための目標値

6.0g未満

「高血圧治療ガイドライン」では、狭心症や心筋梗塞などの冠動脈疾患のリスクを下げるためには、食塩摂取量1日6g未満を推奨している。

とりすぎに気を付けたい塩分の多い食品

※(　)内は1食分の目安量

肉加工品・練り製品

- ロースハム(2枚30g)……0.8g
- ベーコン(2枚40g)……0.8g
- ウインナーソーセージ(2本40g)……0.8g
- 焼きちくわ(1本30g)……0.6g
- かまぼこ(3切れ40g)……1.0g
- さつま揚げ(1枚45g)……0.9g

塩蔵品

- 塩さば(1切れ100g)……1.8g
- 塩鮭(1切れ100g)……1.8g
- あじの干物(1尾100g)……1.7g
- ほっけの開き(干し1尾200g)……3.6g
- たらこ(1/2腹40g)……1.8g
- 辛子明太子(1/2腹40g)……2.2g

漬け物

- 梅干し(大1個20g)……4.4g
- 高菜漬け(50g)……2.9g
- きゅうり(ぬか漬け40g)……2.1g
- たくあん(40g)……1.7g
- キムチ(50g)……1.1g

インスタント食品も高塩分

カップラーメンなどのインスタント食品は塩分が多いため、できるだけ食べない。食べる場合は、麺の2倍以上の塩分を含むスープは残す。

数値は、文部科学省『日本食品標準成分表2015年版(七訂)』より

手作りの食事でおいしく減塩できる

塩分には、食塩やしょうゆ、みそといった調味料からとるものと、食材にもともと含まれているものがあります。調味料からとる塩分は自覚しやすく、調節もしやすいのですが、**食品に含まれる〝見えない塩分〟は、気付かないうちにとりすぎている場合が少なくありません。**特に上のような食品は塩分量が多いので、食べすぎに注意しましょう。

外食や市販の惣菜は塩分が多い傾向があるため、減塩を成功させるには、できる限り自炊するのが基本です。**自宅で調理すれば、味付けや食べ方の工夫で、塩分量を抑えられます**(↓P120)。

おいしく減塩するための6つのテクニック

「減塩食は、もの足りない」「おいしくない」と感じている人も多いでしょう。味付けや食材選び、食べるタイミングなどを工夫することで、おいしく減塩することができます。人間の味覚は2週間ほどで変わってくるといわれています。濃い味が好きな人も、まずは2週間続けてみましょう。

1 うま味や酸味、香りを利かせる

☑ 塩分ゼロのだしでうま味をプラス

料理をおいしいと感じる要素の1つが「うま味」。だしを利かせると、塩分を控えめにしてもおいしく食べられる。みそ汁や煮物は、だしを利かせて塩やしょうゆ、みそなどの調味料を控えめに。しょうゆにだしを混ぜて「だし割りしょうゆ」にすれば、塩分を抑えられる。

だしをとるのは意外と簡単。例えば、容器に昆布と水を入れ、冷蔵庫で10時間ほど置いたり、沸騰したお湯にかつお節を入れ、ひと煮立ちさせるだけで、手軽に無塩のだしがとれる。

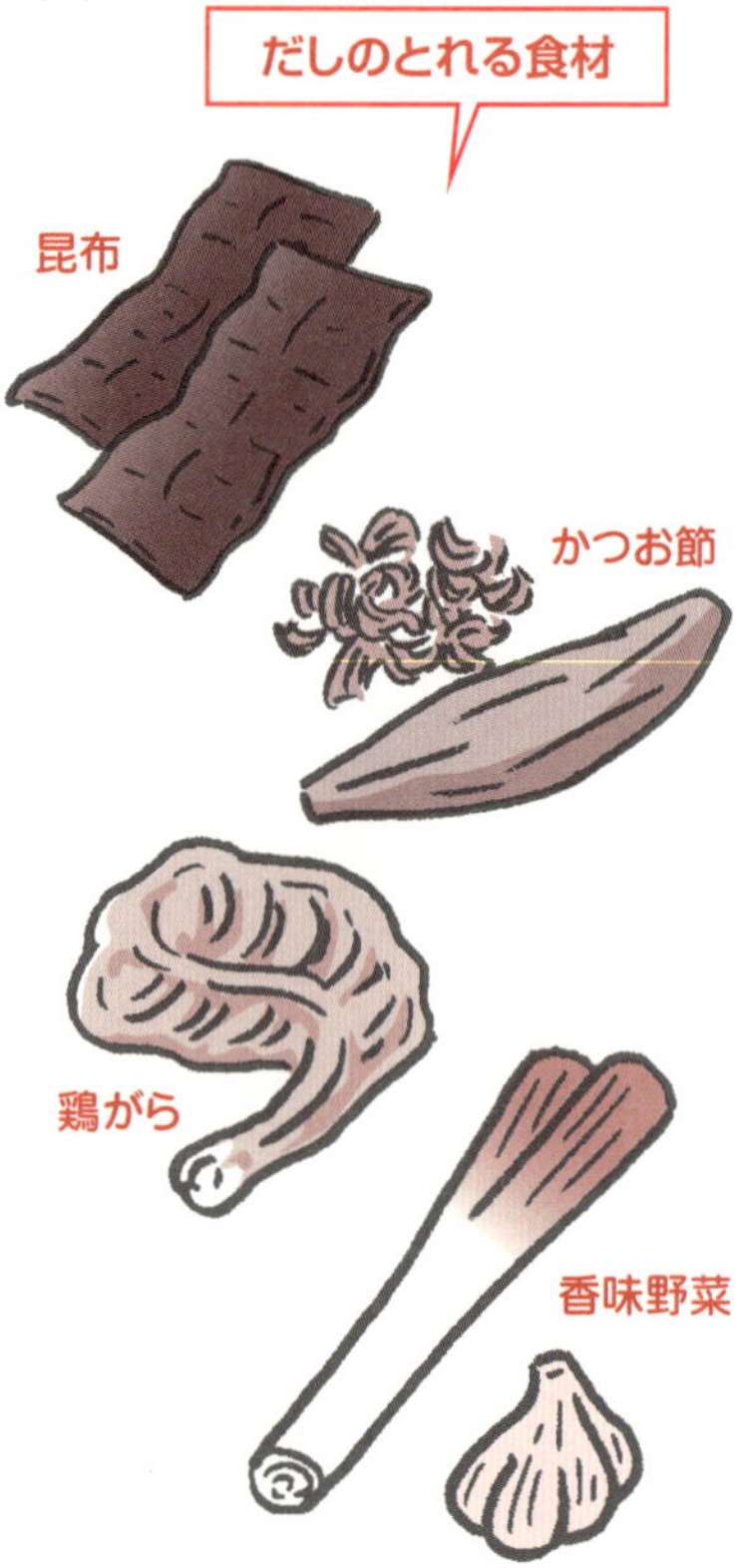
だしのとれる食材
昆布
かつお節
鶏がら
香味野菜

ふだんは捨ててしまう野菜の皮や茎なども、鶏がらや香味野菜と一緒に煮込めばだしが出る。

市販のだしは塩分を含む

小さじ1杯あたりの塩分

- 顆粒和風だし……1.2g
- 固形コンソメ ……1.3g
- 顆粒中華だし……1.4g

市販のだしは便利だが、塩分が含まれており、味付けの調味料と一緒に使うと高塩分になりやすい。市販のだしを購入する場合は、減塩タイプや無塩タイプを選ぶようにする。

数値は、文部科学省『日本食品標準成分表2015年版(七訂)』より

☑ 酢や柑橘類の酸味をプラス

酸味は味のアクセントになり、薄味でもものの足りなさを感じにくくなる。焼き魚や揚げ物、野菜の料理に、レモンやかぼすなど柑橘類の果汁をかければ、塩やしょうゆをかけなくても味が引きしまる。また、高塩分な漬け物の代わりに、酢やハーブに漬け込んだピクルスがおすすめ。

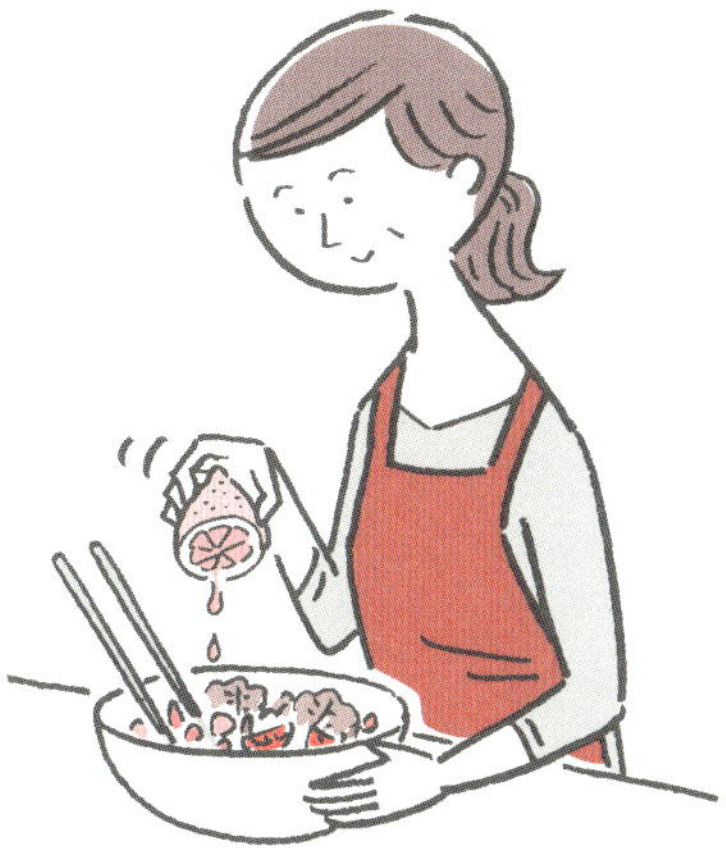

☑ 香辛料の香りや風味をプラス

料理の味付けにメリハリをつけたいときには、香辛料が効果的。カレー粉やこしょう、とうがらし、粒マスタード、わさびなどの刺激で、薄味が気にならなくなる。これらのスパイスを常備しておき、野菜炒めや煮込み料理などに活用しよう。

塩分ほぼゼロの香辛料

小さじ1杯あたりの塩分

- カレー粉……0g
- こしょう(白・黒)……0g
- とうがらし……0g
- わさび……0.2g
- 粒マスタード……0.2g
- からし……0.4g
- おろししょうが……0.1g
- おろしにんにく……0.3g

香りの強いハーブも活用しよう

バジルやオレガノ、ローズマリーといったハーブも、味付けのアクセントになる。塩に乾燥ハーブを混ぜた「ハーブソルト」を使えば、同量の塩を使うよりも塩分を抑えられる。

☑ ごまやナッツのコクをプラス

ごまやくるみ、アーモンド、ピーナッツなどの種実類は、料理に香ばしさとコクをプラスし、味に深みを出す。焼き海苔の香ばしさも効果的。すったり砕いたりして、おひたしやサラダ、汁物や煮物など、さまざまな料理に振りかけて使おう。ただし、ナッツは無塩タイプを選んで。

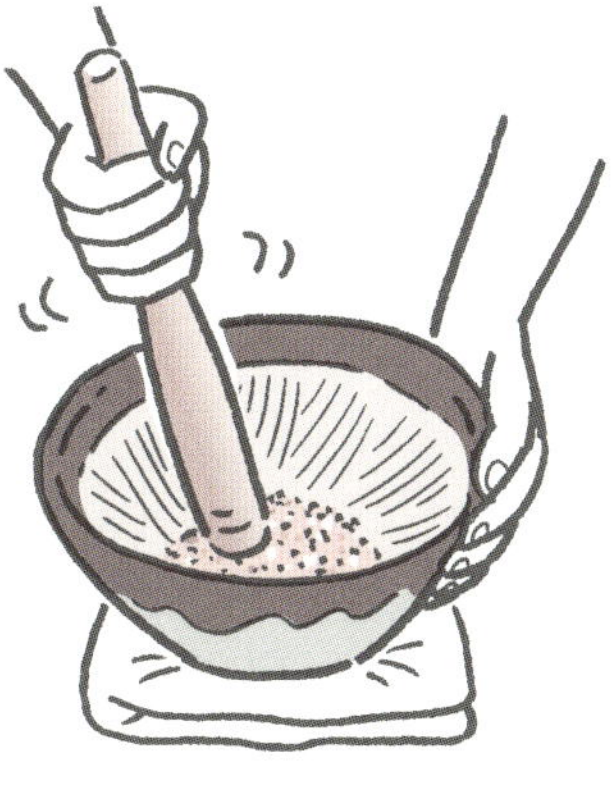

2 塩分を1品に集中させる

献立のすべてのメニューを薄味にすると、味にメリハリがきかなくなって、もの足りなさを感じやすい。そこで、均等に減塩するのではなく、1品はいつも通りに塩味を利かせ、そのほかのおかずは塩を使わないようにする。味に強弱がつき、全体の塩分量は同じでも、飽きずにおいしく食べられる。自分の好きなおかずをいつも通りの味付けにすると、さらに満足感がアップ。

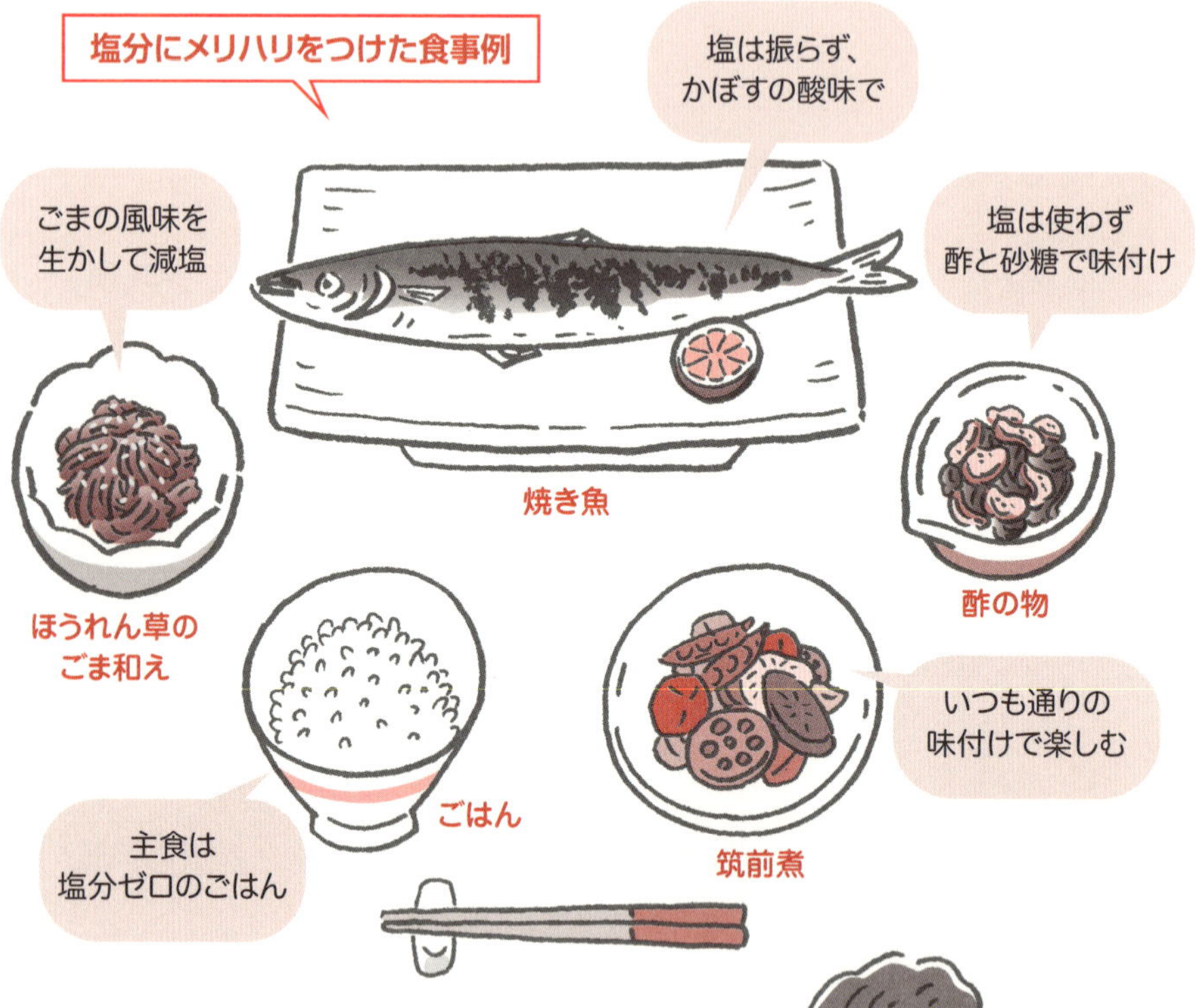

塩分にメリハリをつけた食事例
塩は振らず、かぼすの酸味で
焼き魚
ごまの風味を生かして減塩
ほうれん草のごま和え
塩は使わず酢と砂糖で味付け
酢の物
ごはん
主食は塩分ゼロのごはん
筑前煮
いつも通りの味付けで楽しむ

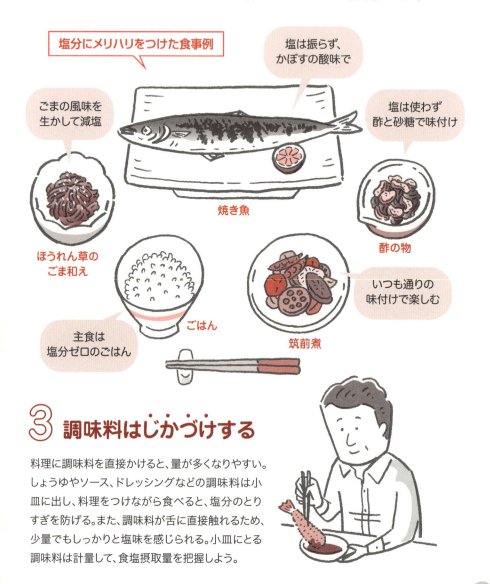

3 調味料はじかづけする

料理に調味料を直接かけると、量が多くなりやすい。しょうゆやソース、ドレッシングなどの調味料は小皿に出し、料理をつけながら食べると、塩分のとりすぎを防げる。また、調味料が舌に直接触れるため、少量でもしっかりと塩味を感じられる。小皿にとる調味料は計量して、食塩摂取量を把握しよう。

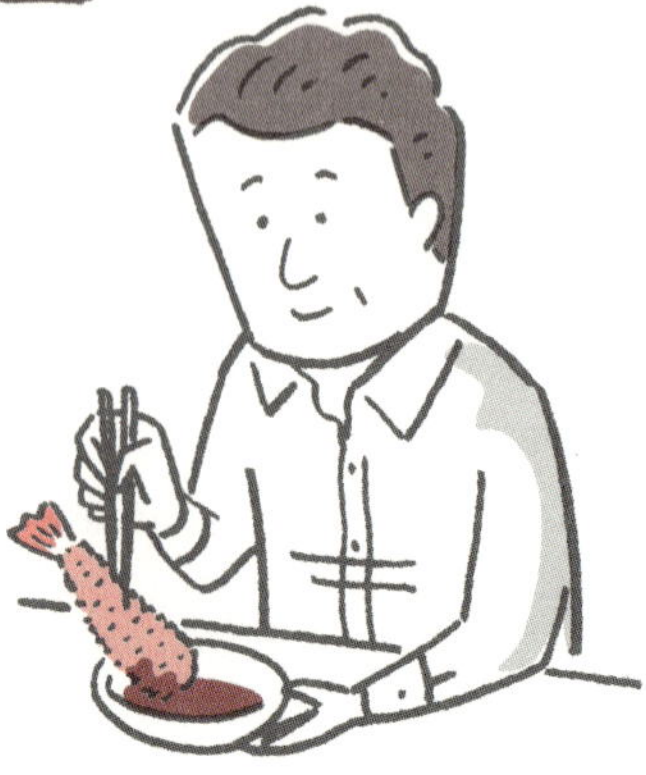

4 主食は小麦製品より米を選ぶ

減塩のためには、主食は小麦製品よりごはんがおすすめ。例えば、ごはんは塩分が含まれていないのに対し、8枚切りの食パン1枚には、約1gもの塩分が含まれている。パンを主食にすると、せっかくおかずを減塩しても、1食の塩分量が多くなりやすい。

主食の塩分量

- ●ごはん(茶わん1杯150g)……0g
- ●食パン(1枚50g)……0.7g
- ●フランスパン(50g)……0.8g
- ●うどん(ゆで1玉200g)……0.6g
- ●中華麺(ゆで1玉120g)……0.2g

数値は、文部科学省『日本食品標準成分表2015年版(七訂)』より

先生、教えて! 減塩調味料は積極的に使ったほうがいい?

　しょうゆやみそなど、ふだんよく使う調味料を減塩タイプにするのもよいでしょう。味をほとんど変えずに、塩分量を抑えられます。

　ただ、注意が必要なケースもあります。減塩調味料の中には、食塩の成分「塩化ナトリウム」の一部を「塩化カリウム」に置き換えているものがあります。成分表示にカリウムがあれば、このタイプです。その場合、腎機能が低下している人は「高カリウム血症(→P125)」を招く可能性があるため、使えません。

　また、調味料は減塩タイプでもそうでなくても、計量スプーンなどで量って使うのが基本です。食塩摂取量への意識が高まります。

5 味付けは食べる直前にする

煮物のように、具材に味をしっかりしみ込ませる料理は、塩分が多くなりやすい。食べる直前に味付けをすると、具材の表面だけに調味料がからんだ状態で食べられるため、塩味をしっかりと感じられるのに、実質的に減塩となる。片栗粉でとろみをつけて具材にからませるのもよい。

6 料理は適温で食べる

料理のおいしさは、味付けだけでなく温度にも左右される。温かい料理は温かいうちに、冷たい料理はしっかり冷やして、いちばんおいしい状態で食べることが大切。ただし、熱すぎると塩分を感じにくくなるので、"熱々"にはしない。調理中の味見も、いったん冷ましてからするのがおすすめ。

カリウムをたっぷりとる

カリウムは血圧を下げる働きがある

カリウムは、カルシウムや鉄、マグネシウムなどと同じミネラルの一種です。高血圧の原因の1つは食塩（ナトリウム）のとりすぎですが、**カリウムには、余分なナトリウムを尿として排泄する作用**があります。カリウムをしっかりとれていれば、ナトリウムを多少とりすぎても、その作用を相殺して抑える効果が期待できます。

血圧を下げるためには、食塩摂取量を減らすとともに、カリウムを積極的にとりましょう。

カリウムが不足すると、心筋梗塞のリスクが高まる

カリウム不足は高血圧を招き、狭心症や心筋梗塞の発症リスクを高めます。さらに、**心筋梗塞を発症した場合のダメージが大きくなる**といわれています。

カリウムは、ナトリウムと協調して心臓や肺、筋肉の機能を整え、神経伝達にも関わっています。そのため、心筋梗塞の発作が起きて血流不足になったとき、心筋細胞の中にカリウムが足りなくなっていると、壊死しやすくなってしまうのです。

毎日意識してとる必要がある

ミネラルは、体内で合成することができないため、食事から摂取する必要があります。しかも、カリウムは甘い物の食べすぎやお酒の飲みすぎ、ストレスなどで簡単に減少してしまうため、日ごろから意識して野菜やいも類、果物など、カリウムの豊富な食品をとる必要があります。

また、高血圧の治療で、ナトリウムを尿の中に出す作用のある「利尿薬」を服用している人は、カリウムも一緒に排泄されてしまいま

カリウムを効果的にとるコツ

生野菜や果物を毎日とる

カリウムが豊富な野菜や果物を生で食べれば、加熱調理によるカリウムの流失を避けられる。生で食べるとかさが多いため、ミキサーやジューサーでジュースにするのもよい。

みそ汁を具だくさんにする

塩分が気になるみそ汁も、カリウムが豊富な野菜や海藻、いも類をたくさん入れれば、利尿作用で塩分を排出する効果が期待できる。カリウムが溶け出した汁も飲むのがポイント。

カリウムの豊富な食材

- ○アボカド（1/2個100g）……720㎎
- ○ほうれん草（1/2束100g）……690㎎
- ○小松菜（1/2束150g）……750㎎
- ○きゅうり（1本100g）……200㎎
- ○里芋（1個40g）……260㎎
- ○バナナ（1本100g）……360㎎
- ○キウイフルーツ（1個100g）……290㎎

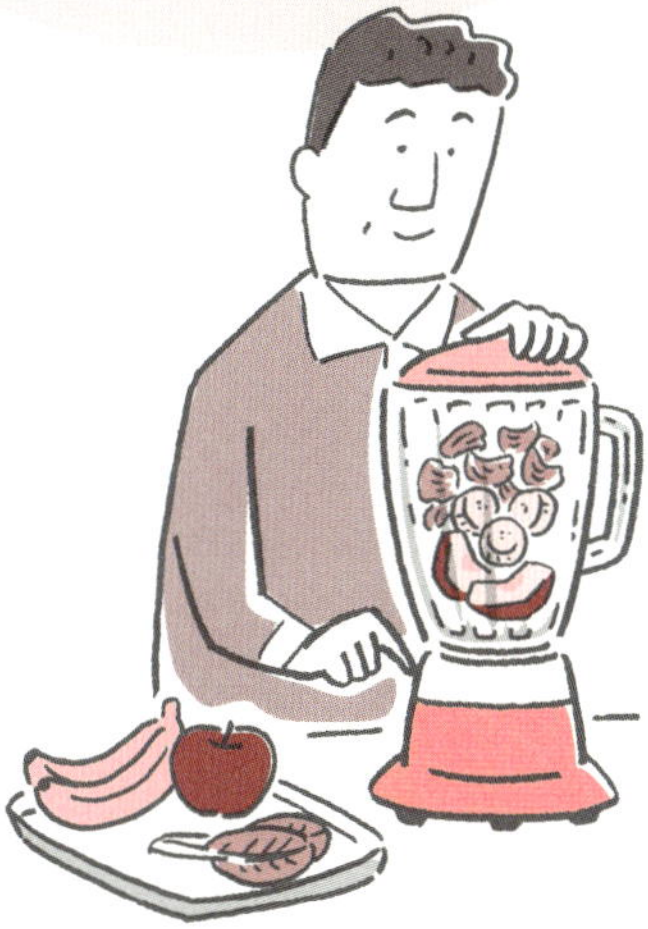

数値は、文部科学省『日本食品標準成分表2015年版（七訂）』より

す。定期的に血液検査を受け、不足していないかチェックをしてもらいましょう。糖尿病の人も、カリウムが不足しやすいことがわかっています。

腎機能が低下している人はとりすぎに注意

カリウムの1日の摂取量の目安は、18歳以上の男性で２５００㎎、女性で２０００㎎です。腎臓が正常に働いている場合は、多くとりすぎても、余った分は尿として排泄されるため、心配ありません。

しかし、腎機能が低下している人は、体内にカリウムがたまりすぎる「高カリウム血症」になり、手足のしびれや不整脈を起こすことがあります。医師の指導に従うことが大切です。

血管の老化を防ぐ食品をとる

緑黄色野菜

β-カロテンやビタミンCが動脈硬化の進行を防ぐ

さまざまな栄養素が体内でうまく働くためには、ビタミンが必要です。このビタミンが不足すると、病気の原因にもなります。

なかでも、**β《ベータ》-カロテン、ビタミンC、ビタミンEは、抗酸化ビタミンといわれ、血液をサラサラにして動脈硬化を防ぐ働き**があります。β-カロテンは、体内でビタミンＡに変換されるため、３つを合わせて「ビタミンＡＣＥ《エース》」とも呼ばれます。

β-カロテンは、かぼちゃ、にんじん、小松菜、モロヘイヤなどの緑黄色野菜に豊富です。油と一緒にとると吸収しやすくなるため、炒め物にするのがおすすめです。

ビタミンＣは、柿やキウイフルーツなどの果物のほか、パプリカや菜の花などの緑黄色野菜に多く含まれています。熱に弱く、水に流れやすい性質があるため、生で食べるのが効果的です。

つまり、**緑黄色野菜を積極的にとると、ビタミンACEのうち、AとCを同時に摂取することができる**のです。

ビタミンEと一緒にとってAとCの効果を高める

ビタミンＡＣＥは一緒にとると、単独のときよりも作用が強くなります。ＥがＡとＣの酸化を防ぎ、ＣはＥの働きを高めるという、助け合いの関係にあるからです。

ビタミンＥが豊富なのは、アーモンドやピーナッツなどのナッツ類、ひまわり油です。うなぎ、はまち、にじますなどの魚にも含まれています。

緑黄色野菜をひまわり油で炒めたり、サラダに砕いたナッツを振りかけたりするのがおすすめです。

魚介類

タウリンがコレステロール値を低下させる

タウリンは、魚介類に多く含まれるアミノ酸の1つ。**血中の余分なコレステロールを体外へ排出させる働き**があります。血圧や血糖値を下げる作用があることもわかっており、動脈硬化予防のために積極的にとりたい栄養素です。このほか、**抑うつや不眠の解消など、精神面にもよい効果**があるといわれています。

タウリンは、貝類やたこ、いかなどに豊富です。水に溶け出してしまうため、生で食べるか、煮汁ごと食べられる煮込み料理などにするとよいでしょう。旬の時期にはタウリンの含有量が増えるので、新鮮なお刺身でいただくのもおすすめです。

また、タウリンは**食物繊維と一緒にとると、コレステロールを下げる作用が強まります。**魚介類をメインに、野菜やきのこをたっぷり入れた鍋物やシチューなどにして、効率的に摂取しましょう。

たこやいかはコレステロールが多く、かつては敬遠されていましたが、タウリンも豊富なため、今はむしろ推奨されています。

タウリンの豊富な食品

- たこ
- ほたて
- カキ
- ぶり
- ずわいがに
- やりいか
- あさり
- あじ

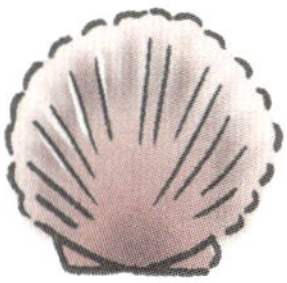

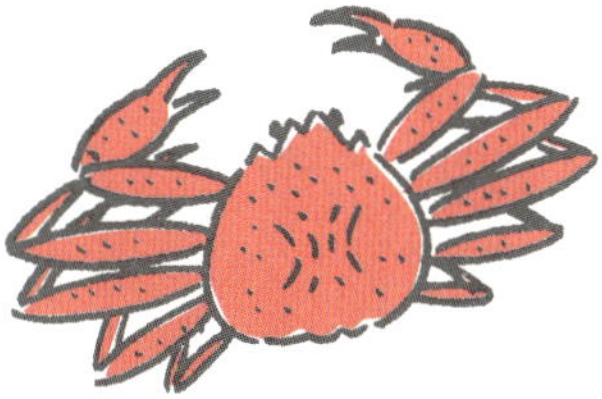

先生、教えて！ サプリメントは効果的？

ビタミンやミネラルは毎日とる必要があるため、サプリメントを活用するのも一案です。ただ、サプリメントをとれば、これらの栄養素が豊富な食品をとらなくてもよい、というわけではありません。

食品にはさまざまな栄養素が含まれているのに対し、サプリメントは配合された栄養素しか含まれません。あくまで補助的に使う意識をもちましょう。

大豆・大豆製品

動脈硬化予防に効果的な栄養素が含まれる

大豆には、動脈硬化の進行を防ぐ効果のある成分が、いくつも含まれています。

1つめは、豊富な食物繊維です。**体内のコレステロールや胆汁酸を吸着する働きがあり、脂質異常症の予防・改善に効果的**です。

2つめは、苦みやえぐみ、渋みの成分である大豆サポニンです。**抗酸化作用が強く、動脈硬化性プラークをできにくくする**効果が期待できます。

3つめは、レシチンという成分です。**コレステロールや中性脂肪を減らす作用**があるといわれます。

これらの成分は、大豆を原料とする豆腐や納豆、おから、きなこなどにも豊富に含まれています。

アブラナ科の野菜

辛み成分に抗酸化作用がある

アブラナ科に分類される野菜の健康効果も注目されています。身近なものでは、キャベツやブロッコリー、大根などがアブラナ科に属します。

西オーストラリア大学の研究で、アブラナ科の野菜を多く食べると、動脈硬化の進行を抑えられるという結果が出ています。これは、**動脈硬化予防に有効なビタミンACE**（→P126）**が豊富**なためと考えられています。

主なアブラナ科の野菜

- キャベツ
- 小松菜
- ブロッコリー
- 大根
- 菜の花
- かぶ

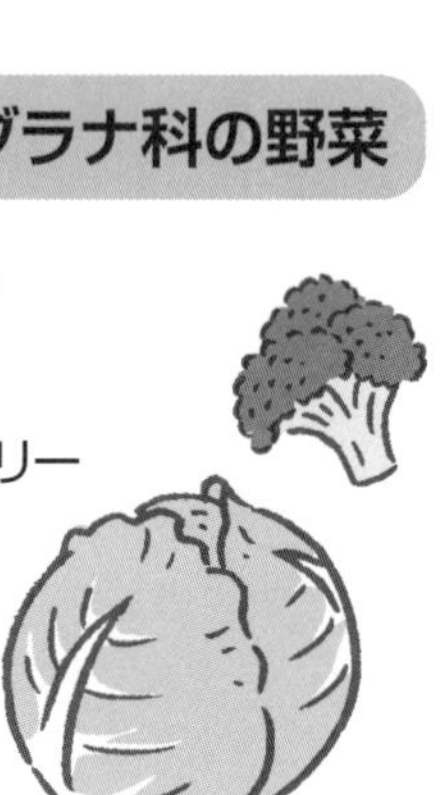

さらに、辛みの元である**「イソチオシアネート」や「スルフォラファン」といった特有成分にも高い抗酸化作用**があります。これらには、**がんの発生を抑制する作用**もあることが明らかになっており、盛んに研究が行われています。

イソチオシアネートは、野菜の細胞を壊す調理法にすることで効果的に摂取できるため、大根おろしはおすすめの食べ方です。スルフォラファンは、ブロッコリーに豊富ですが、特に若芽であるブロッコリースプラウトに多く含まれます。

しいたけ

エリタデニンがコレステロール値を下げる

しいたけには、「エリタデニン」という特有の成分が含まれ、**血中のコレステロールを減らす働き**をもっています。エリタデニンは、しいたけのかさの部分に、特に多く含まれています。また、食物繊維が豊富なことも、動脈硬化予防に効果的です。

エリタデニンは水溶性なので、溶け出した成分が無駄なくとれるみそ汁やスープがおすすめです。

香味野菜

香り成分が動脈硬化予防に効果的

たまねぎや長ねぎ、にらといった香りの強い野菜にも、抗酸化作用があります。

たまねぎの香り成分「アリシン」は、**血栓をできにくく**します。また、辛み成分の「硫化プロピル」は、**血糖値やコレステロール値を下げます。**これらの成分を最大限に摂取するには、たまねぎを切って15分後がベスト。切った直後より成分が増えるといわれています。時間を置きすぎたり、水にさらしたりすると、失われてしまいます。

生で食べる場合は、酢やレモンなどの酸味を加えると、成分の変化が抑えられます。

長ねぎの香り成分である「硫化アリル」や、にらに含まれる「セレン」にも、**血液をサラサラにしたり、動脈硬化を防ぐ効果**があるといわれています。

ごま

悪玉コレステロールの酸化を防ぐ

ごま特有の「ゴマリグナン」という成分は、血中コレステロールを減らし、強い抗酸化作用で悪玉のＬＤＬコレステロールが酸化するのを防いで、動脈硬化を予防する効果が期待できます。

ゴマリグナンの効果を引き出し、吸収をよくするには、炒ってすりおろすのがおすすめです。

生活習慣病を防ぐ外食テクニック

高塩分、高カロリーな外食は1日1食までにとどめたい

外食のメニューには、塩分や糖質、脂質など、とりすぎると生活習慣病を招くものが多く含まれがちです。特に塩分は高く、1日の摂取量6gを1食でとってしまうこともあります。

そこで、外食は多くても1日1食までとするのが理想的です。コンビニやスーパーのお弁当も、外食と考えましょう。

外食をする場合は、**メニューに塩分やエネルギー量が表示されている店を選ぶ**のがおすすめです。コンビニやスーパーの惣菜も、食品成分表示を確認して、栄養成分を把握します。最近では、健康維持に配慮したメニューやお弁当を提供しているところも増えています。そういった店を積極的に利用しましょう。

多いものは残し、足りないものをプラスする

外食では、主食の炭水化物や肉の動物性たんぱく質が多い反面、野菜や植物性たんぱく質などが不足しやすい傾向があります。

特に気を付けたいのは、丼ものや麺類などの単品メニューです。糖質が多く、ビタミンやミネラルが不足しがちです。**野菜の小鉢などがついている定食を選んだり、単品の野菜サラダや冷ややっこなどを追加する**と、栄養バランスが整います。動脈硬化予防に効果的なＥＰＡやＤＨＡをとれる、刺身定食や焼き魚定食もおすすめです。

また、とりすぎになりやすい糖質や塩分は、〝少し残して〟調節します。**ごはんをひと口残したり、みそ汁の汁や漬け物は残す**ようにしましょう。

ラーメンやうどん、そばなどの麺類も、スープを残すことで塩分を大幅に抑えられます。

塩分のとりすぎ&カロリーオーバーを防ぐコツ

☑ 単品より定食を選ぶ

丼ものや麺類などの単品は、エネルギー量が高く、使われている食品数が少ないため、栄養バランスも偏りやすい。品数の多い定食を選ぶか、単品には野菜の小鉢などを追加する。

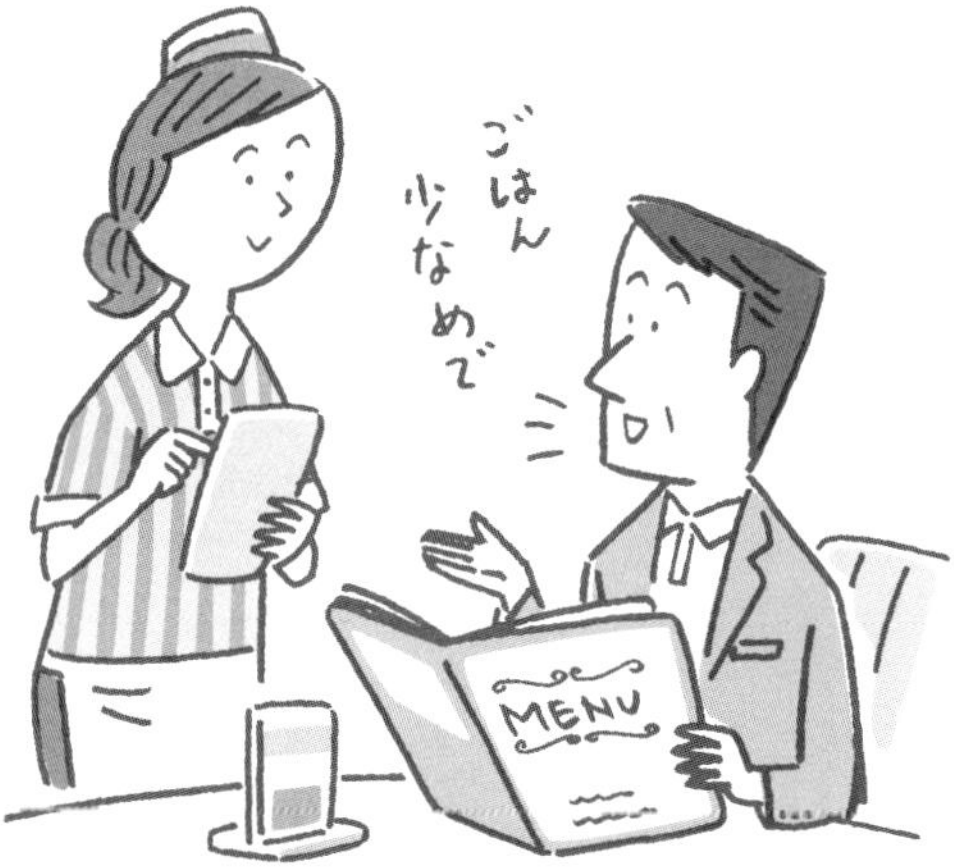

☑ 漬け物は残し、みそ汁は具だけ食べる

定食にセットでついてくることの多い漬け物は、高塩分なので食べない。外食のみそ汁は、減塩の工夫がされていないことが多いので、具だけ食べ、汁は残す。

☑ ごはんは小盛りにする

外食メニューのごはんは、自宅で食べる平均的な茶碗1杯分よりも量が多め。「残すのがもったいない」「あると食べてしまう」という場合は、注文時に「少なめで」とお願いする。

☑ 卓上のしょうゆやソースは使わない

外食のおかずはしっかりと味付けされているので、追加でしょうゆやソース、塩などの調味料は使わないほうがいい。もちろん、酢やこしょうなど、無塩の調味料はOK。

コンビニやスーパーでは惣菜を組み合わせる

コンビニやスーパーのお弁当は、栄養素が糖質やたんぱく質に偏りがちです。そこで、自分でおかずを組み合わせる、バイキング形式の惣菜がおすすめです。野菜のおかず、肉や魚のおかずをバランスよく選んで、おにぎりなどの主食を組み合わせましょう。

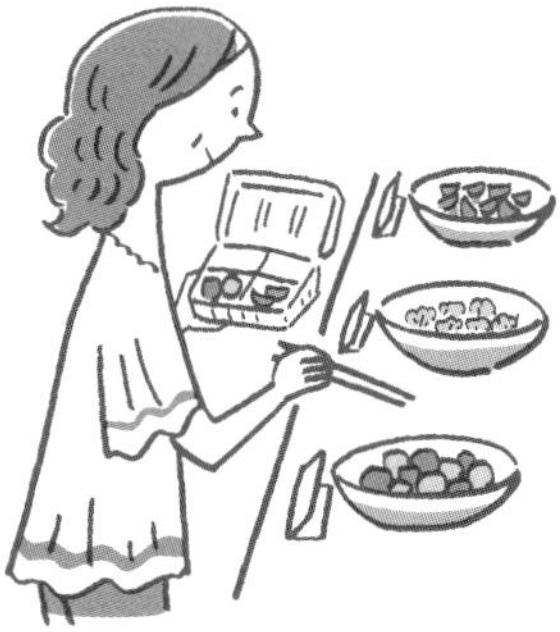

血管の大敵！　たばこは完全にやめる

たばこは心筋の酸素不足を招く

喫煙は、狭心症や心筋梗塞の発生率を大きく高めます。がんや呼吸器疾患などの原因にもなり、まさに「百害あって一利なし」です。喫煙者は、禁煙が必須です。

たばこが酸素不足の状態で燃焼すると、一酸化炭素が発生します。赤血球の成分で、酸素を運ぶ働きをするヘモグロビンは、一酸化炭素と結び付くと酸素と結合できなくなり、血液が運ぶ酸素量が少なくなります。狭心症の人は、動脈硬化によってただでさえ血流が低下していますから、血液中の酸素まで不足すると、**心筋は酸欠に陥ります。**この状態が、狭心症や心筋梗塞の発作に直結するのです。

血圧を上げたり、動脈硬化を悪化させたりする

たばこに含まれるニコチンは、アドレナリンやノルアドレナリンというホルモンの分泌を増やします。これらのホルモンには、**血圧を上げたり、心拍数を増やしたり、血管を収縮させたりする作用があり、心臓への負担を大きくします。**冠れん縮性狭心症の発作の引き金にもなります。

また、**喫煙者は悪玉のＬＤＬコレステロールが増え、善玉のＨＤＬコレステロールが減る**こともわかっています。これも、ニコチンなどの化学物質が、脂質代謝に影響を与えるためと考えられています。

高血圧や脂質異常が重なると、冠動脈の動脈硬化が進み、再発のリスクが高くなってしまいます。

受動喫煙も心筋梗塞のリスクを高める

喫煙したときにたばこから生じる副流煙にも、さまざまな有害物質が含まれます。この副流煙を吸い込むことを受動喫煙といいます。

自分がたばこを吸わなくても、**家庭や職場で受動喫煙をしていると、虚血性心疾患《きょけつせいしんしっかん》のリスクが高くなる**ことがわかっています。

家族に喫煙者がいる場合は、家族全員の健康のためにも禁煙をすすめましょう。職場や外出先では、副流煙を避けてください。

先生、教えて！

電子たばこは無害？

電子たばこと呼ばれる非燃焼・加熱式たばこは、従来のたばこよりも健康被害が低くなるとして、近年、急速に広がりをみせています。しかし、日本呼吸器学会は、非燃焼・加熱式たばこにもニコチンは含まれ、喫煙や受動喫煙による健康被害の可能性はあるとの見解を発表しています。

禁煙を成功させるコツ

禁煙外来を利用する

自力で禁煙するのが難しい場合は、禁煙外来を利用するのも一案。喫煙本数や喫煙年数など、一定の要件を満たす場合は、健康保険が適用される。

ライターや灰皿も捨てる

たばこを身近に置かないのはもちろんのこと、たばこを連想させるライターや灰皿などの喫煙グッズも身の回りから排除する。禁煙に取り組む決意表明になる。

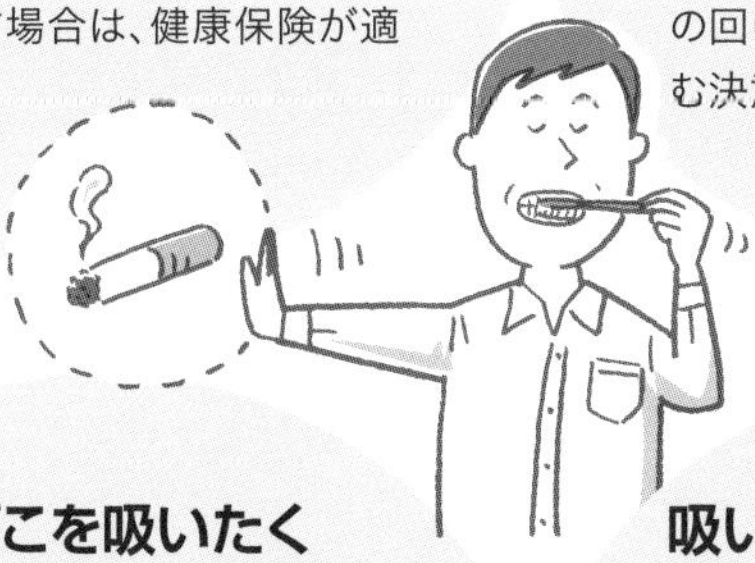

たばこを吸いたくなる場所を避ける

喫煙所や飲み会など、喫煙したくなるような場面をできるだけ避けるようにする。たばこを吸っている人を見ると自分も吸いたくなりやすいので、喫煙者の近くも避ける。

吸いたくなったら、ガムを噛んだり歯みがきをする

吸いたい気持ちが強まったとしても、時間とともに徐々に落ち着いてくるもの。その間、ガムを噛んだり、歯みがきをしたり、冷たい水を飲んだりして、気を紛らせるとよい。

お酒との上手な付き合い方

お酒は適量を守れるなら飲んでもいい

適量の飲酒には、血行をよくしたり、ストレスを解消するといったメリットがあります。

血液中の**善玉（HDL）コレステロールを増やしたり、一時的に血圧を下げる作用**もあるといわれています。

ただし、**アルコールの摂取量が増えると、体に悪影響**を及ぼします。血圧が下がるのは、血管が広がって血流がよくなったり、ストレスが解消されてリラックスしたりするためですが、二日酔いする

アルコールの適量

1日の適量（アルコール量）	20g程度

アルコール量が、男性の場合は40g、女性の場合は20gを超えると飲酒によるデメリットのほうが大きくなるといわれている。

アルコール量の求め方

お酒の量（mℓ）×（アルコール度数（%）÷100）×0.8

主なお酒の目安量（アルコール20g相当）

- ビール　中瓶1本
- 日本酒　1合
- ワイン　グラス1杯
- ウイスキー　ダブル1杯
- 酎ハイ（アルコール度数7%）　350mℓ1缶

ほど深酒をすると、翌朝の明け方ごろに血圧が上昇してしまいます。
酔うと痛みを感じにくくなり、軽度の発作を見逃す可能性があるため、その点でも飲みすぎには注意が必要です。また、連日の飲酒は、胃腸や、アルコールを分解する肝臓の負担となります。血中の中性脂肪が高い状態で飲酒を続けると、肝臓に脂肪がたまる脂肪肝になり、アルコール性肝炎を招くことがあります。これによって、肝がんのリスクも高まります。

飲酒の適量は、含まれるアルコール分に換算して、20g程度までです（↓右ページ図）。

狭心症があっても、適量であれば飲酒は問題ないことがほとんどですが、主治医に相談しておくと安心です。

女性や高齢者は飲酒を少なめにする

女性や高齢者、飲酒ですぐ顔が赤くなる人は、アルコールを分解する酵素が少ない傾向があり、飲酒による悪影響を受けやすくなります。飲酒はできるだけ控えるのが理想です。

また、中性脂肪値が高い人は、飲酒量を減らすだけで、数値が改善することがあります。中性脂肪は動脈硬化を進める要因ですから、飲酒量を減らしましょう。

［飲みすぎに特に注意が必要な人］

- 女性
- 高齢者
- 少量の飲酒で顔が赤くなる人
- 血中の中性脂肪値が高い人

安全な飲酒の3つのポイント

1 週に2日は“休肝日”をつくる

適量であっても、毎日の飲酒はアルコールを分解する肝臓への負担が大きくなる。最低でも週に2日は、まったくお酒を飲まない“休肝日”をつくる。

2 空腹のまま飲まない

空腹の状態でお酒を飲むと胃が荒れやすく、肝臓の負担も大きくなる。低カロリーで塩分の多くないつまみを、一緒にとるとよい（→P136）。

3 入浴や運動の前には飲まない

飲酒後すぐに入浴や運動をすると、脱水症状を起こしやすくなったり、血圧が上がりやすくなったりする。心臓への負担が大きくなるため、絶対に避ける。

低カロリーで塩分の少ないつまみと一緒に飲む

飲酒によるデメリットを減らすためには、飲酒量だけでなく、一緒に食べるつまみにも配慮が必要です。空腹でお酒を飲むと胃が荒れ、肝臓にも負担がかかります。そのため、つまみと一緒に飲酒することがすすめられます。

しかし、カロリーや塩分の高いつまみは、肥満や高血圧の原因となるため、かえって逆効果です。ソーセージなどの加工品や揚げ物は定番ですが、血管を守るためには、やはりおすすめできません。**野菜や海藻、大豆製品を使った料理**を選びましょう。また、漬け物は低カロリーですが、塩分が多いので避けましょう。

つまみ選びも大切

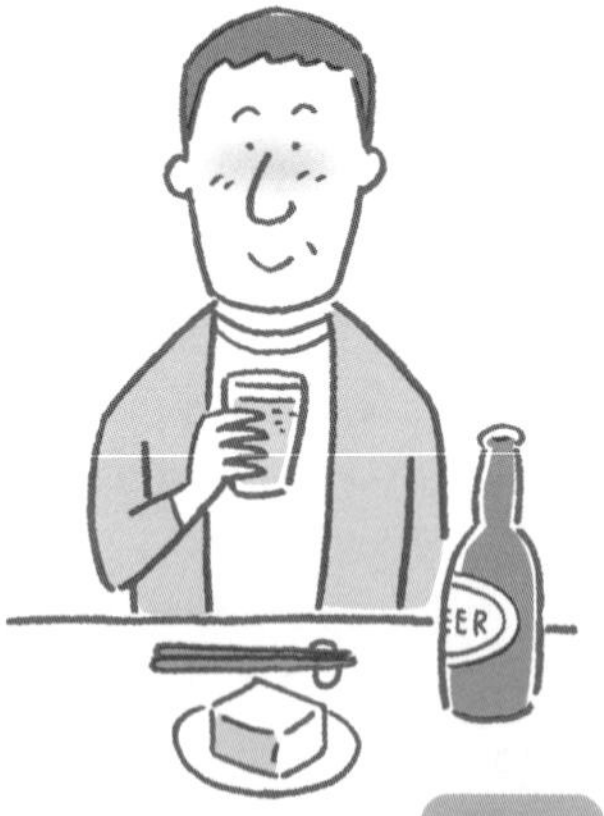

これはNG1 高カロリーのもの

鶏のから揚げ、ポテトフライ、ソーセージ、ピザ　など

揚げ物などの脂っこいつまみは高カロリーで、肥満を招く。血中の中性脂肪が増え、動脈硬化が悪化する原因にもなる。

これはNG2 高塩分のもの

漬け物、ポテトフライ、生ハム、塩辛　など

漬け物や塩辛などは、作られる過程で味付けされているため、自分で塩分量を調節することができない。つまみには適さない。

これはNG3 高コレステロールのもの

鶏レバー、あん肝、たらこ　など

LDL値の高い人は、コレステロールの多い肉や魚の内臓、魚卵も避ける。

おすすめつまみ　これならOK!

- 刺身
- 冷ややっこ
- 枝豆
- 野菜や海藻のサラダ　など

上にあげたつまみは低カロリーで、コレステロールも少ない。ただし、しょうゆやドレッシングを使いすぎると高塩分になるため、控えめにすることを忘れずに。枝豆は塩なしでもおいしく食べられる。

第4章

突然死を防ぐ生活術

治療に取り組んでいても、再発のリスクをゼロにすることはできません。発作の引き金は、トイレ、入浴、睡眠など、日々の暮らしの中に潜んでいます。心臓への負担が大きくなる場面を把握して、発作を防ぎましょう。

“うっかりのみ忘れ”を防いで命を守る服薬管理術

常備しておく薬は消費期限をチェック

狭心症の治療中の人や、心筋梗塞を起こしたことがある人は、薬を適切に管理する必要があります。**発作が起きたときにのむ即効性の硝酸《しょうさん》薬は、常に身近に置いておきます。**外出時は身に付け、自宅でも居間や寝室など、よくいる場所に小分けにして常備しましょう（→左ページ）。硝酸薬を入れるための専用のネックレスもあるので、そういったグッズを活用するのも一案です。

薬には消費期限があり、これが切れると効果が薄れる可能性があります。常備薬、特に発作止めの薬は、こまめに確認してください。いざというときに効果が弱まっていると、とても危険です。

薬の消費期限が切れてしまったら、担当医に伝えてすぐに新しい薬を処方してもらいましょう。

ピルケースなどを活用してのみ忘れを防止

毎日服用する薬は、のみ忘れに注意が必要です。特に、冠れん縮性狭心症の場合は、薬をのみ忘れると、命に関わる発作を招きます。

薬を1日分ずつピルケースなどで小分けにしておくと、のんだかどうかが一目瞭然です。カレンダーと薬を入れるポケットが一体になったグッズもあります。1か月分まとめて管理するのに便利です。

同居する家族がいる場合は、**家族に服薬の時間になったら声かけをお願いするのも有効**です。特に、患者さんが高齢の場合は、家族のサポートが重要です。

処方の際に、1回にのむ薬を1袋ずつまとめてもらうこともできます。のみ忘れが心配な場合は、主治医や薬剤師に相談しましょう。薬をのみ忘れた場合の対応についても、指導を受けておくと安心です。

常に硝酸薬を近くに置く

いつも持ち歩くかばんの中

外出中、いつ発作が起こってもすぐに対応できるように、いつも持ち歩くかばんに薬を入れておく。かばんを持っていないときのために、洋服のポケットにも予備の薬を入れる。

職場にも常備する

職場の机やロッカーの中にも薬を常備しておくと、自宅から薬を持ってくるのを忘れた場合も安心。使ったらこまめに補充を。

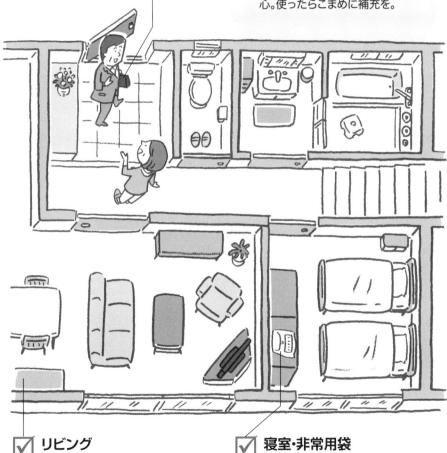

リビング

すぐ手に取れる場所に薬を置く。薬の品質を保つために、高温多湿な場所は避ける。どこに置くかは、家族とも情報を共有する。

寝室・非常用袋

発作は睡眠中や早朝にも起こるため、寝室に常備する。災害などで緊急避難になったときのために、非常用袋にも薬を入れておく。

必要以上に怖がって、日常生活の動作を制限しない

心臓をいたわりすぎると、心機能はかえって低下する

〝心臓病の人は心臓に負担となる行動を避け、心臓をいたわる〟というのは、今では古い考え方になっています。むしろ、**体をしっかり動かして心肺機能の低下を防ぐ**ことが、再発予防につながります。

狭心症の多くを占める労作性《ろうさせい》狭心症の人は、無意識のうちに発作の引き金となる階段の上り下りや早歩きを避けるようになります。しかし、それでは活動量が減り、心肺機能がさらに低下したり、肥満を招いたりしてしまいます。

日常動作を制限すると再発のリスクが高まる

発作が起こりそうな場面を避けるようになる
→ 運動不足になり、心肺機能が低下したり、肥満を招く
→ 糖尿病や脂質異常症、メタボリックシンドロームを招く
→ 動脈硬化が悪化して再発のリスクが高まる

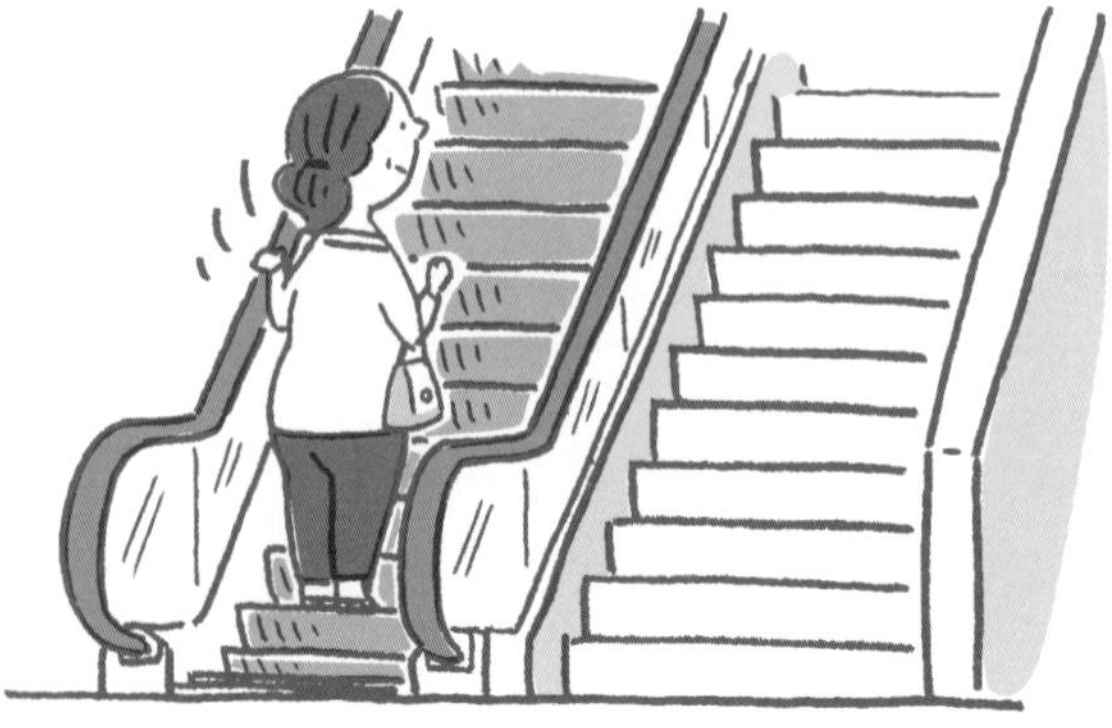

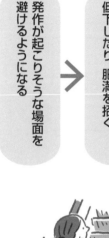

階段の上り下りなど、発作の起こりやすい場面を避けていると、狭心症の悪化を見落としてしまう可能性もある。

もちろん、過度な運動は心臓への負担が大きすぎるため危険ですが、日常生活はふだん通りを心がけましょう。**これまで発作が起こっていた場面で発作が起こりにくくなれば、生活改善によって心肺機能が回復しているサイン**といえます。反対に、これまでとは違う場面で発作が起こるようになったり、硝酸《しょうさん》薬を使う回数が増えてきたというような場合は、狭心症が悪化している可能性があるため、主治医に伝えましょう。

また、心筋梗塞を発症して、心不全を起こした人でも、運動療法が有効なことがわかっています。ただ、その場合は、適切な運動量をより慎重に見極める必要があるため、自己判断せず、医師の指示に従ってください。

こんな発作の起こり方は要注意

これまでとは
違う場面で発作が起こる
ようになった

硝酸薬が以前より
効きにくくなってきた

硝酸薬を使う回数が
増えてきた

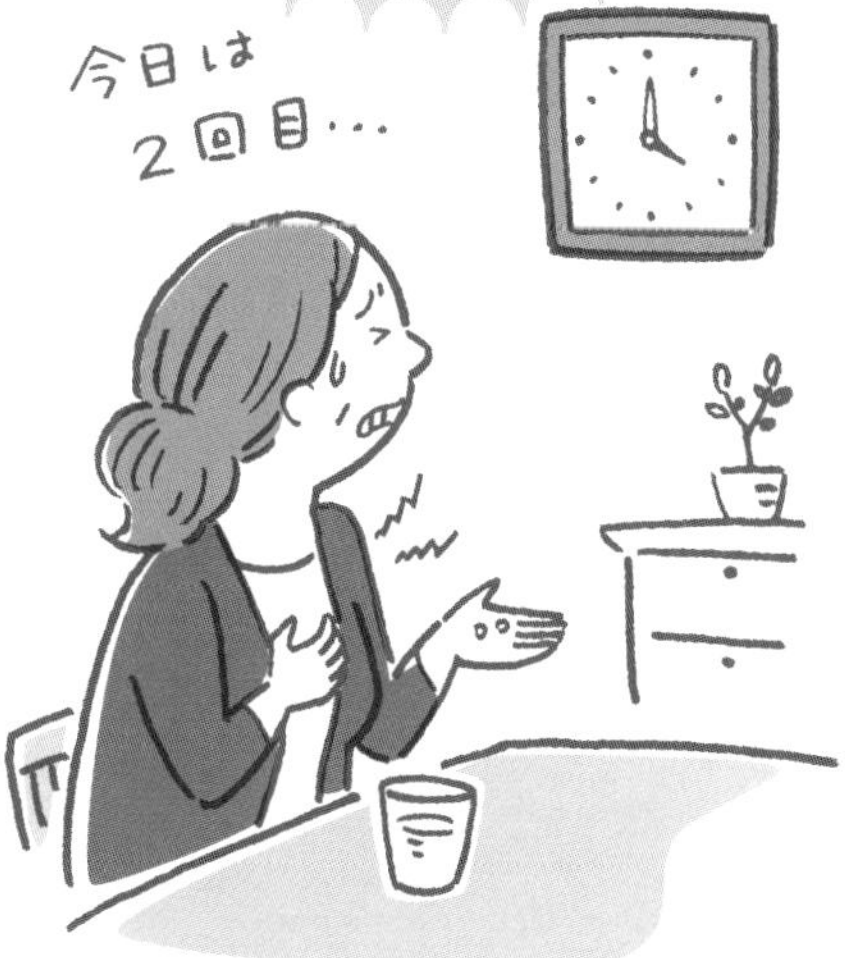

ふだん通りの生活を送っているのに発作の回数が増えたり、硝酸薬の効果が現れにくくなってきた場合は、狭心症が悪化している可能性があるため、早めに受診する。

発作が起こりやすいのは朝

朝は、狭心症や心筋梗塞の発作が起こりやすい時間帯です。睡眠中に汗をかき、血液が固まりやすくなっているためです。また、仕事や用事のギリギリまで寝ていて急に起きたり、焦って身支度をしたりするだけでも血圧が上がります。朝は時間にゆとりを持って起き、水分や朝食をとって、徐々に体を慣らしていきましょう。

避けたほうがいい運動は〝無酸素運動〟

血圧が急上昇する激しいスポーツは危険

運動は、心臓の健康を守るために不可欠ですが、狭心症の人は避けたい種類のものもあります。

運動には、酸素を取り込みながらの「有酸素運動」と、酸素を使わず瞬間的に筋肉を動かす「無酸素運動」があります。無酸素運動は、**息を止めて一気に力を出すため、血圧が急上昇**します。短距離走やダンベル運動などがこれにあたりますが、狭心症・心筋梗塞の患者さんには適しません。心臓リハビリの一環で、下半身の筋力トレーニングを行うときにも、呼吸は自然に続けましょう。

また、有酸素運動であっても、テニスやゴルフなど、勝敗を競うスポーツは、興奮や緊張で血圧が上がりやすくなります。ラリーそれ自体を楽しむなど、マイペースに取り組みましょう。

安全にスポーツを楽しむには

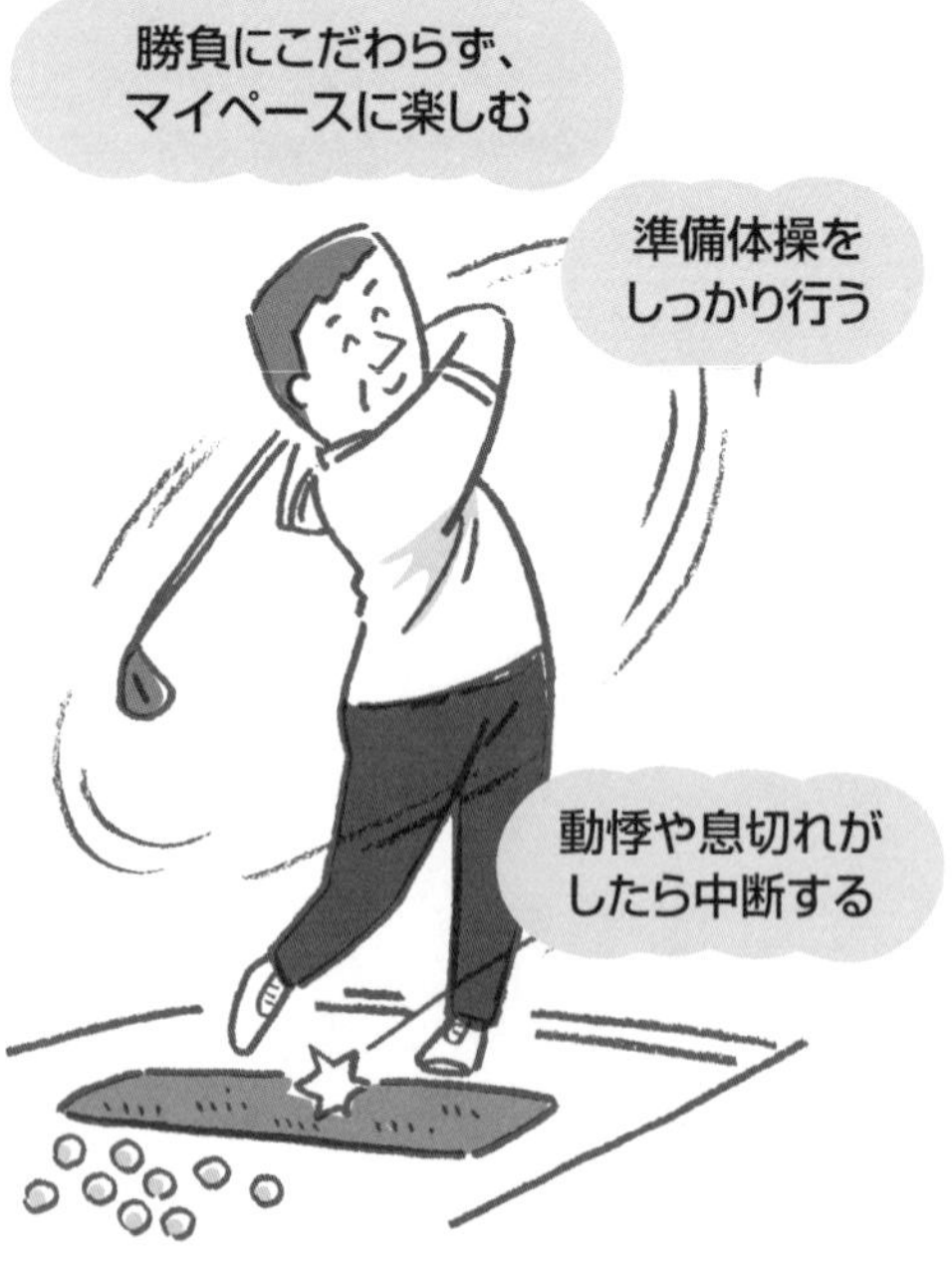
勝負にこだわらず、マイペースに楽しむ
準備体操をしっかり行う
動悸や息切れがしたら中断する

競技スポーツは興奮しやすく、発作のリスクを高めるので、勝ち負けのないルールで楽しむ。運動中は脱水を防ぐため、水分補給も忘れずに。

水分補給で血液をサラサラに保つ

脱水状態になると血栓ができやすい

心筋梗塞の発作を防ぐには、冠動脈を詰まらせる血栓がつくられないようにすることが大切です。

血栓ができる理由の1つは、脱水状態により、血液が濃くなることです。**体内の水分量が減ると、血液が固まりやすくなり、血栓もつくられやすい**のです。心筋梗塞の発作が朝に多いのは、睡眠中に体内の水分が不足することも関係していると考えられています。

過ごしやすい天気の日に、特に運動をしていなかったとしても、尿や便、呼吸などで1日に約2・5ℓもの水分が失われます。

そのため、飲み物と食事からその分を補う必要があります（↓P144）。1日に必要な水分のおよそ半分は、食事から摂取するのが理想的で、**水分量を十分に確保するためには、1日3食きちんと食事をとることが基本**です。

1年の中で最も脱水を起こしやすいのは、たくさん汗をかく夏です。夏は、屋内で活動していても1日900㎖以上、外出や運動をすると1日1500㎖以上の水分が、汗として失われるといわれています。こまめな水分補給で脱水を防ぎましょう。

大量に発汗したときはカリウムの補給も必要

汗には、水分だけでなくカリウムやナトリウムなどのミネラルが含まれています。カリウムは、筋肉の収縮に関わっていて、不足すると心筋梗塞の発作が起こりやすくなります（↓P124）。

汗をたくさんかいたら、水分の補給だけでなく、食事の際に野菜や果物などを積極的にとり、カリウムを補給することも大切です。食事によって、ナトリウムも補うことができます。

1日に1,000mℓ以上の水分補給が必要

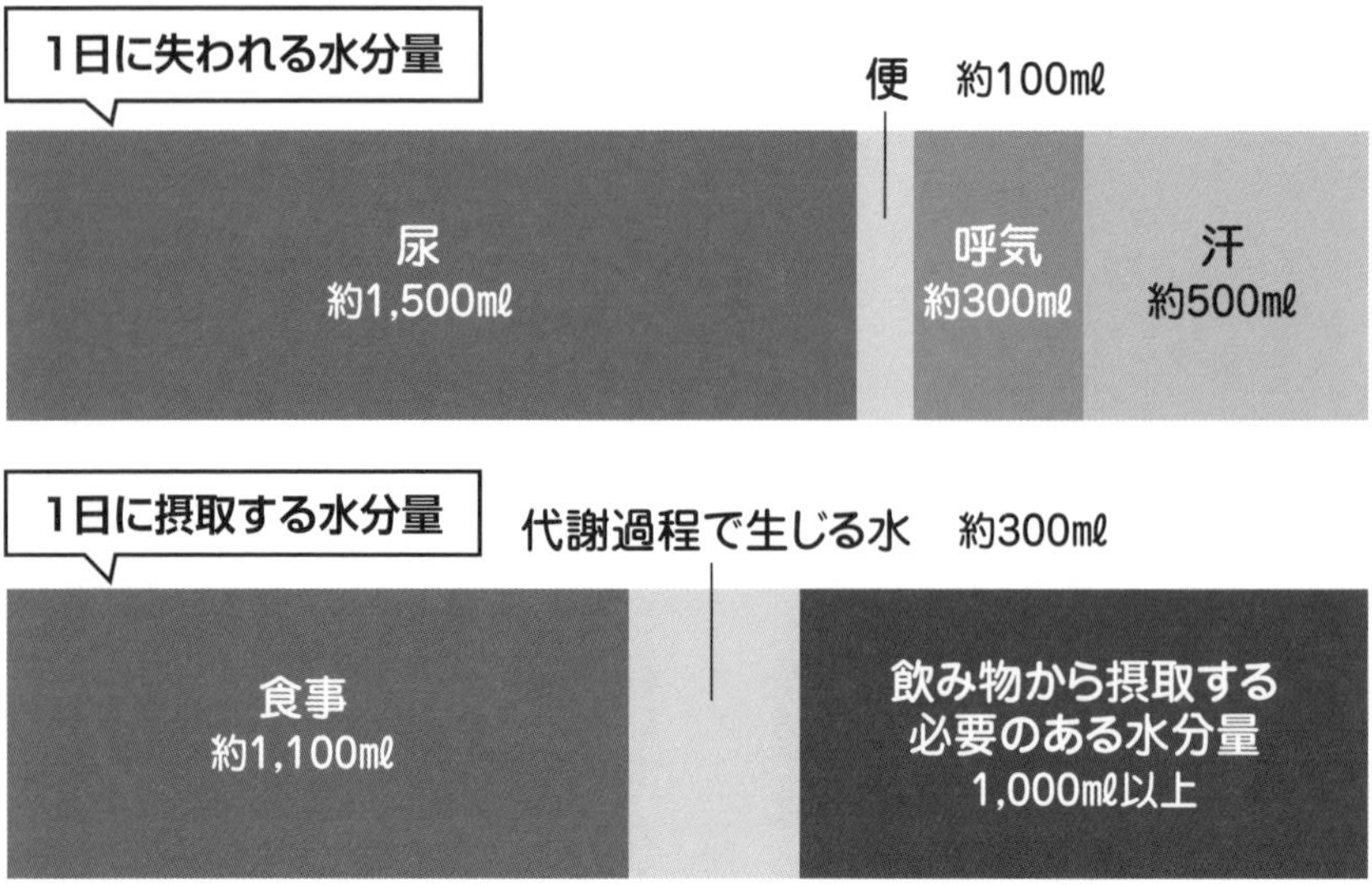

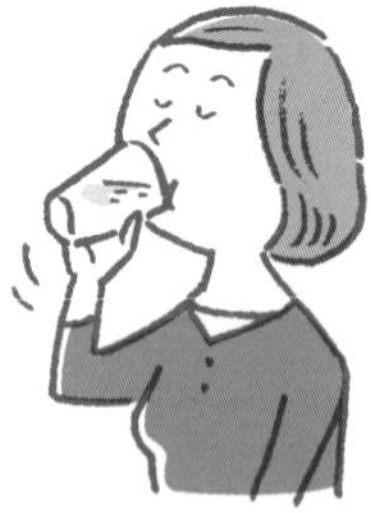

上のグラフは、1日に失われる水分量と、摂取している水分量の一般的な例。汗をたくさんかく夏は、さらに多くの水分が失われるため、水分補給がより重要になる。

のどが渇いていなくても こまめに水分補給をする

水分摂取に最適なのは、水やお茶です。熱中症予防のために塩分（ナトリウム）を摂取したほうがよいといわれることがありますが、大量に汗をかいていない限りは、塩分の摂取は必要ありません。ナトリウムは食事で十分に摂取できるためです。砂糖などの糖分が含まれている飲み物もおすすめできません。日常的に摂取すると、肥満や糖尿病の原因になります。

また、水分摂取は、のどが渇いていなくてもこまめに行います。高齢になるほど渇きを感じにくくなり、**〝のどが渇いた〟と自覚したときには、すでに脱水状態になっている**ことがあるのです。

水分補給に適した飲み物とは?

◎ 水

塩分ゼロでカロリーオーバーの心配もないため、ふだんの水分補給には最適。カルシウムやマグネシウム、カリウムなど、不足しがちなミネラルをとれる、ミネラルウォーターもよい。軟水より硬水のほうがミネラルの含有量が多い。

◎ お茶

むぎ茶や緑茶、紅茶などの無糖のお茶は水分補給に適している。これらに含まれるポリフェノールには抗酸化作用があり、動脈硬化予防の効果も期待できる。ただし、緑茶や紅茶は利尿作用があるため、飲みすぎには注意。

○ コーヒー

1日にコーヒーを2～3杯飲む人は、まったく飲まない人に比べて心疾患による死亡リスクが下がるというデータがある。肥満を防ぐため、無糖で飲もう。コーヒーに含まれるカフェインには依存性があるため、1日4杯程度までにする。

○ 牛乳

汗をたくさんかいたときには、水分だけでなく塩分（ナトリウム）も失われている。牛乳には少量のナトリウムが含まれているため、汗をかいた運動後の水分補給におすすめ。カロリーは高めなので、1日200㎖ほどが目安。

心機能や腎機能が低下している人は慎重に

心筋梗塞の後遺症として心不全を起こしている場合や、腎機能が低下している人は、水分摂取量が制限されることがある。医師の指導に従って、適切に水分補給を行う。

△ スポーツドリンク

ミネラルや糖分を多く含むスポーツドリンクは、汗を大量にかいたときには効果的だが、水やお茶のような感覚で飲むと肥満や糖尿病を招く。真夏の運動や作業で大量の汗をかいたとき以外は、基本的には飲まないほうがよい。

△ フルーツジュース

フルーツジュースには多量の糖分が添加されていたり、薬とののみ合わせの問題があるものもあるため、水分補給には適さない。特に、100%グレープフルーツジュースと降圧薬ののみ合わせは要注意。

冬の寒さは心臓の負担を大きくする

心筋梗塞の発作は冬に起こりやすい

血圧は、ストレスや食事の内容など、さまざまな条件で変動しますが、季節による変動もあります。一般に、春から夏にかけては低めで安定し、**秋から冬に向かって高くなる傾向**があります。

高血圧でない人にもこのような変動がみられますが、高血圧の人は、その変動幅がより大きくなります。実際に、心筋梗塞などの虚《きょ》血性心疾患《けっせいしんしっかん》による死亡者数は、夏より冬に多くなることが明らかになっており、季節性の血圧上昇との関連が強くうかがえます。冬は、心筋梗塞に特に注意が必要な季節なのです。

室温は20度程度に温め、外出時は防寒対策を

寒いと血管が収縮して血圧が上がるため、冬の血圧変動を防ぐには、寒さ対策が重要です。

室温は、20度前後が最適です。こたつは、上半身が冷えて血液循環が悪くなりやすいので、使う場合も部屋全体を暖めましょう。カーテンやじゅうたんを使うと、窓や床から暖気が逃げるのを防ぐことができます。

外出時は、コートに加えて帽子やマフラー、手袋などを活用し、冷えを防ぎます。マスクは、冬に多くなる感染症の予防だけでなく、寒さ対策としても有効です。また、**厚手の服を1枚で着るより、重ね着がおすすめ**です。何枚も重ねることで空気の層ができ、体温が奪われにくくなります。

室内でも暖房の効いた居間から出るときは、温度差が大きく危険です。防寒具を1枚羽織るようにしましょう。

さらに、冷たい水に手が触れただけでも血圧は上がります。食器洗いや洗顔はお湯を使いましょう。

心臓に負担をかけない冬の過ごし方

屋内の工夫

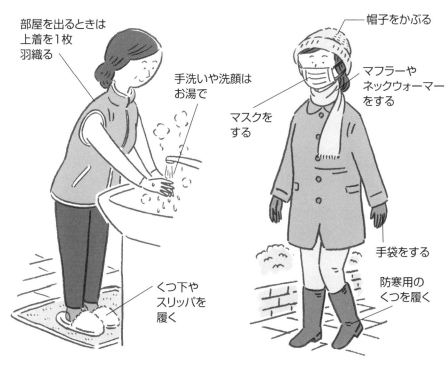

屋内でも、部屋の中と廊下やトイレは温度差が大きいため、部屋を出るときはベストやはんてんなどを1枚羽織る。

外出時の工夫

マスクは感染症の予防だけでなく、防寒用具にもなる。首回りや手首、足首などを温めると体温が下がりにくい。

夏は冷房の効かせすぎが危険

暑い夏は、炎天下の屋外と、冷房が効いた屋内との温度差に注意が必要です。外気温との差が5℃以上あると血圧が大きく変動し、心臓への負担が大きくなります。冷房の温度設定は外の気温の－5℃以内にしましょう。職場や外出先で冷房が効きすぎている場合は、ストールや薄手のものを羽織って冷えを防いでください。

入浴するときは温度の急激な変化に要注意

入浴は血圧が大きく変動する

入浴時も、心筋梗塞の発作を起こしやすいタイミングです。**急に熱いお湯に入ると、血圧が大きく変動する**ためです。湯船の中で意識を失うと、水を飲んで窒息するリスクも高くなります。

寒い時期ほど、体は急激な温度変化にさらされます。冷え切った脱衣所で服を脱いだあと、温かいお湯につかることになるからです。このとき、お湯の温度が高いほど血圧は大きく揺さぶられます。

しかし、入浴には全身の血流をよくしたり、ストレスを解消したりするなど、血管によい効果がたくさんあります。安全に入浴する方法を知っておきましょう。

ぬるめのお湯にして、長風呂を避ける

血圧の大きな変動を防ぐためには、まず温度差を少なくするのがポイントです。寒い時期は、**入浴前に脱衣所や浴室内を暖めておきます。**築年数の古い浴室では、断熱材が入っていないなど、熱が逃げやすい傾向があるので注意が必要です。そこで、窓に断熱シートを貼るといった工夫をしましょう。

浴室に床暖房などを導入するリフォームを検討するのも一案です。

また、お湯の温度が高いと皮膚への刺激が大きくなり、血圧が上がりやすくなります。**少しぬるいと感じるくらいが適温**です。ぬるめのお湯につかると副交感神経が活発になり、リラックス効果や血圧降下作用が期待できます。

入浴中は、水圧で心臓に負担がかかることがあるので、**30分以上の長風呂は避けましょう。**

食事や飲酒のあとは、入浴で血圧が急降下しやすくなるため、控えます。**食事は入浴の1時間前までに済ませるのが理想的**です。

心筋梗塞を防ぐ安心入浴術

STEP 1 脱衣所と浴室を暖めておく

寒い時期は、入浴前に脱衣所をヒーターで暖めておく。入浴中もヒーターをつけておき、入浴後も脱衣所が冷えないようにする。また、湯をはった湯船に43℃程度の熱めのシャワーを2～3分出し続けると、浴室内を暖めることができる。湯温が高すぎると血圧が上がるため、39～40℃くらいが理想。

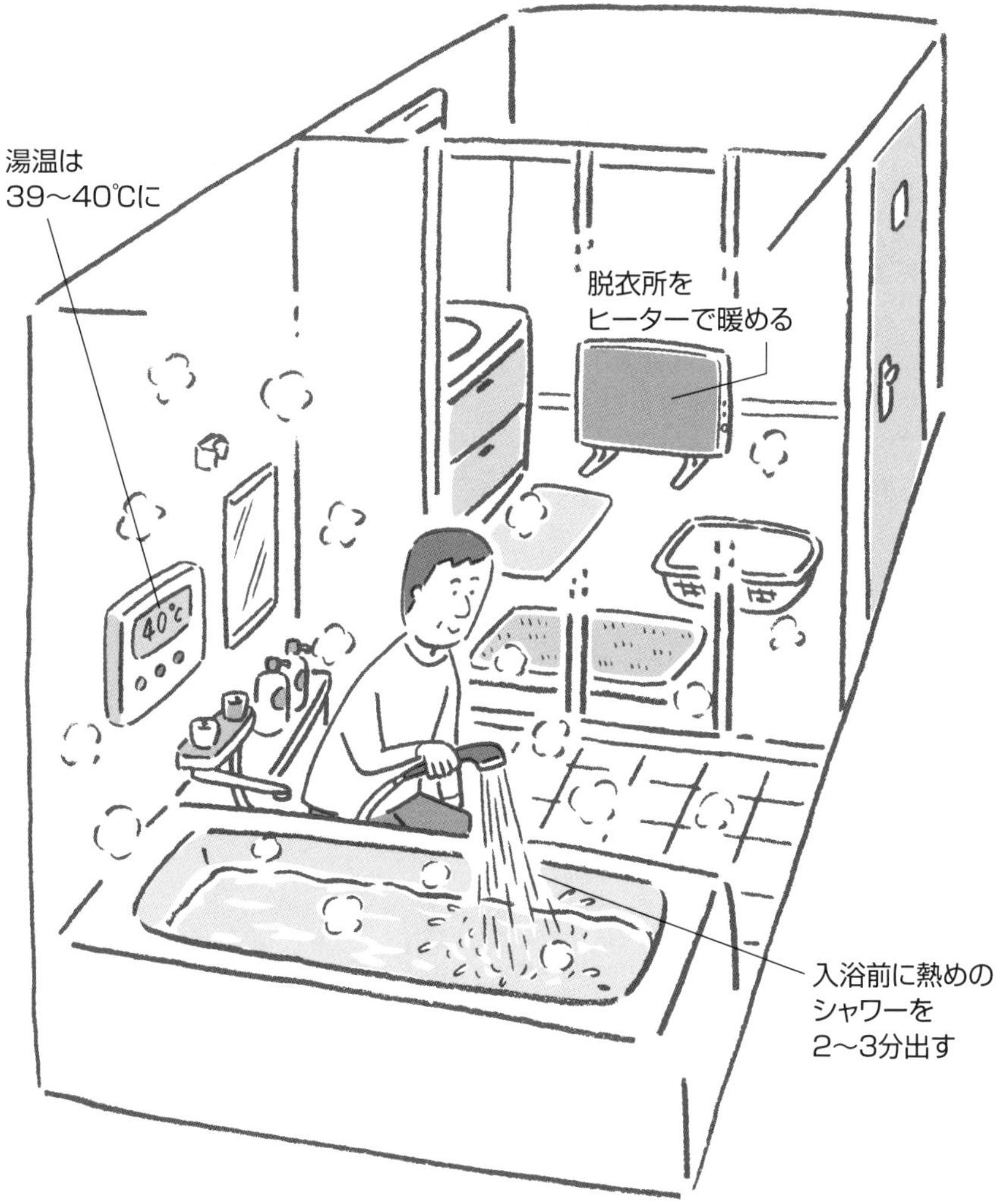
湯温は
39～40℃に
脱衣所を
ヒーターで暖める
40℃
入浴前に熱めの
シャワーを
2～3分出す

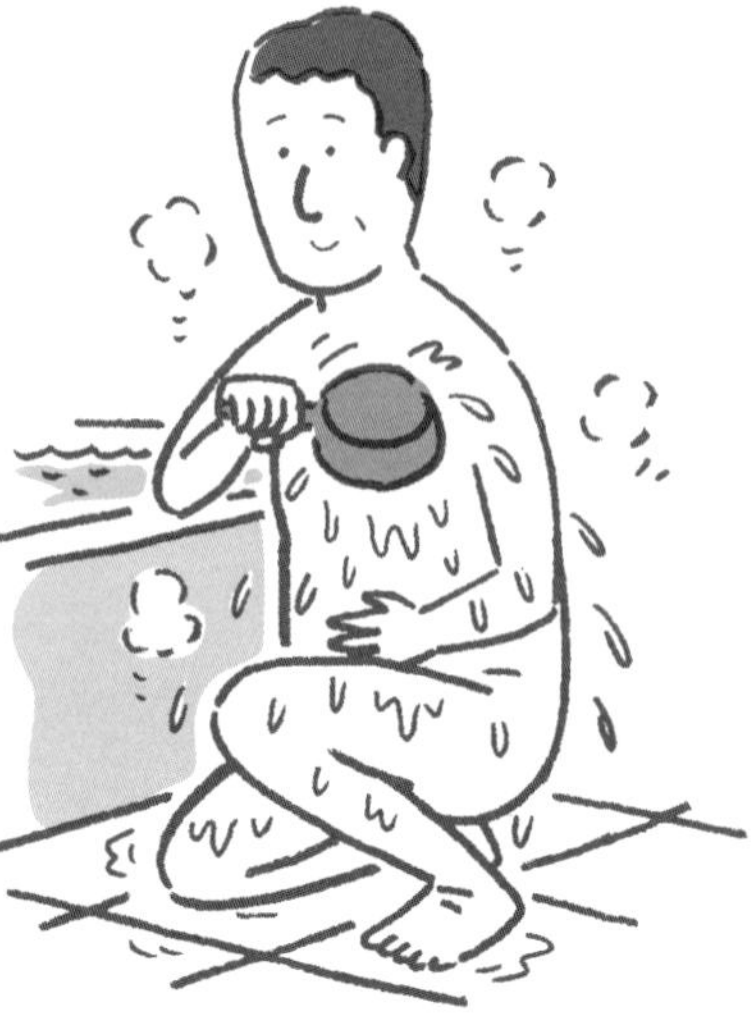

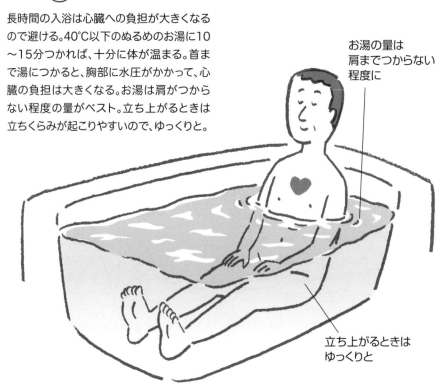

STEP 2 湯船につかる前にかけ湯をする

いきなり温かい湯に入ると血圧が急上昇して、発作のリスクが高まるため、必ずかけ湯をしてからつかるようにする。肩からかけ湯をする人も多いが、心臓に近い部位にいきなりお湯をかけるのは危険。心臓から遠い足元から順にかけ湯をして、徐々に体を慣らすといい。

STEP 3 湯船につかる時間は15分程度が目安

長時間の入浴は心臓への負担が大きくなるので避ける。40℃以下のぬるめのお湯に10～15分つかれば、十分に体が温まる。首まで湯につかると、胸部に水圧がかかって、心臓の負担は大きくなる。お湯は肩がつからない程度の量がベスト。立ち上がるときは立ちくらみが起こりやすいので、ゆっくりと。

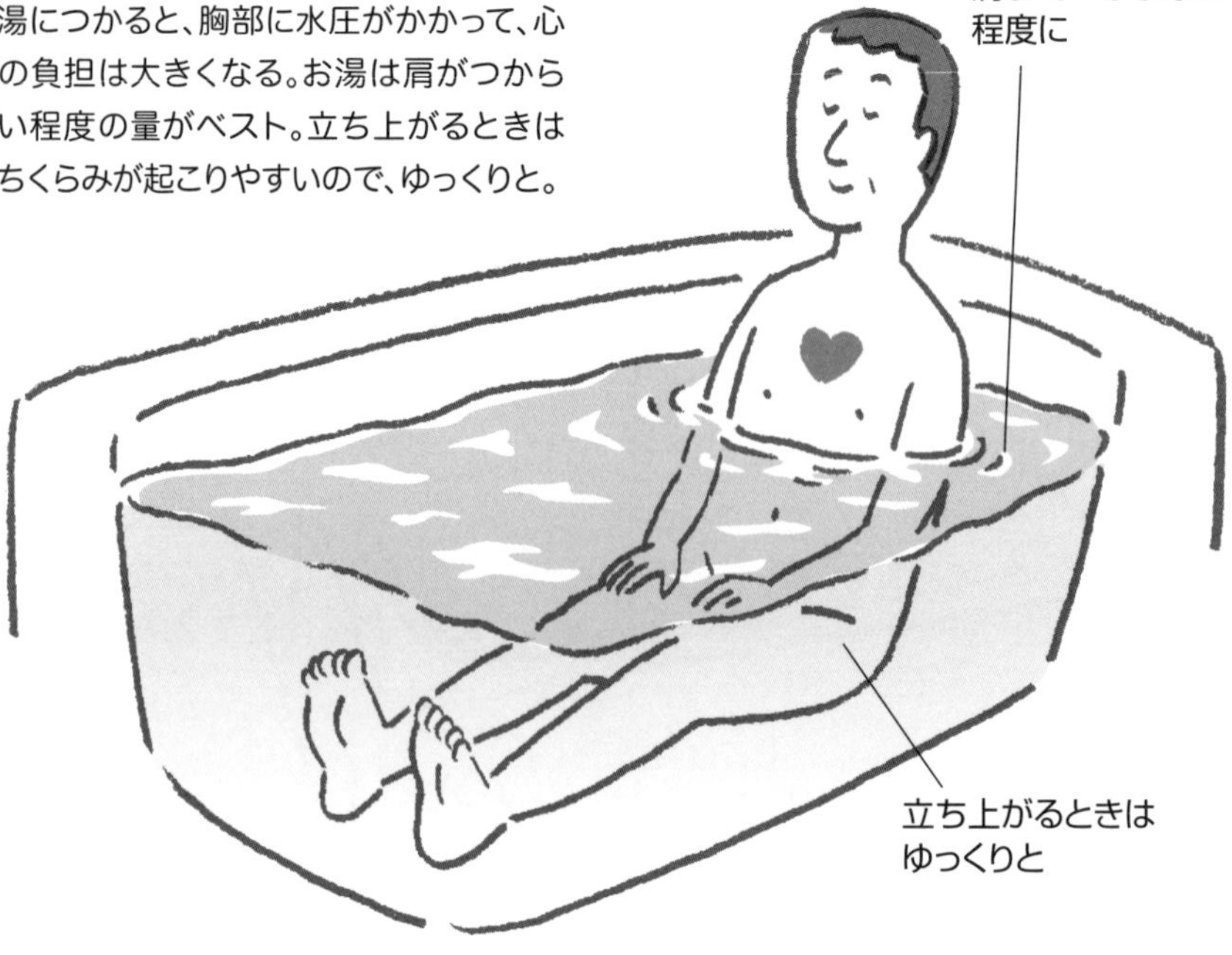

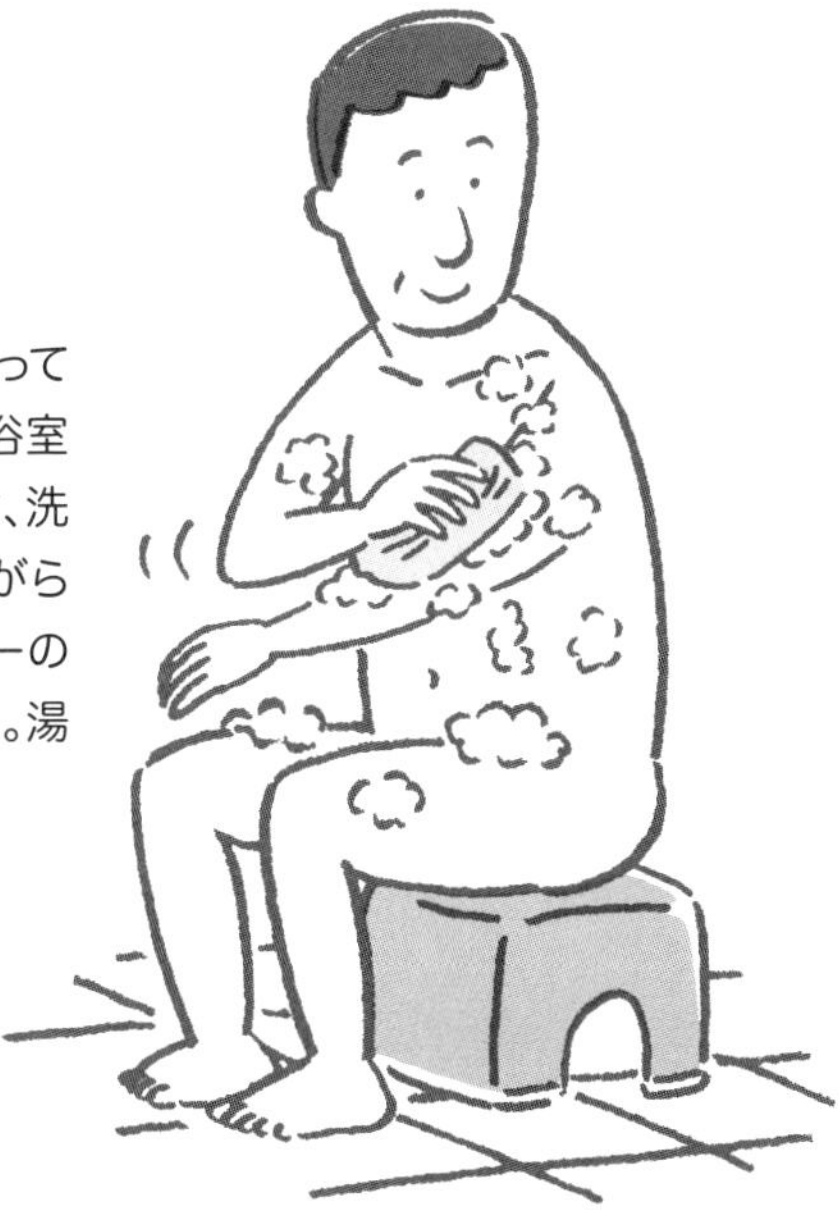

STEP 4 体を洗うときは座った姿勢で

ふらつきによる転倒を防ぐため、頭や体は座って洗う。洗い場の床は冷たいこともあるので、浴室用の椅子を使うとよい。足先が冷える場合は、洗面器にお湯をため、その中に両足をつけながら洗うと、体全体が温まってくる。また、シャワーの温度も熱すぎると血圧を上げる原因になる。湯温と同じ温度にする。

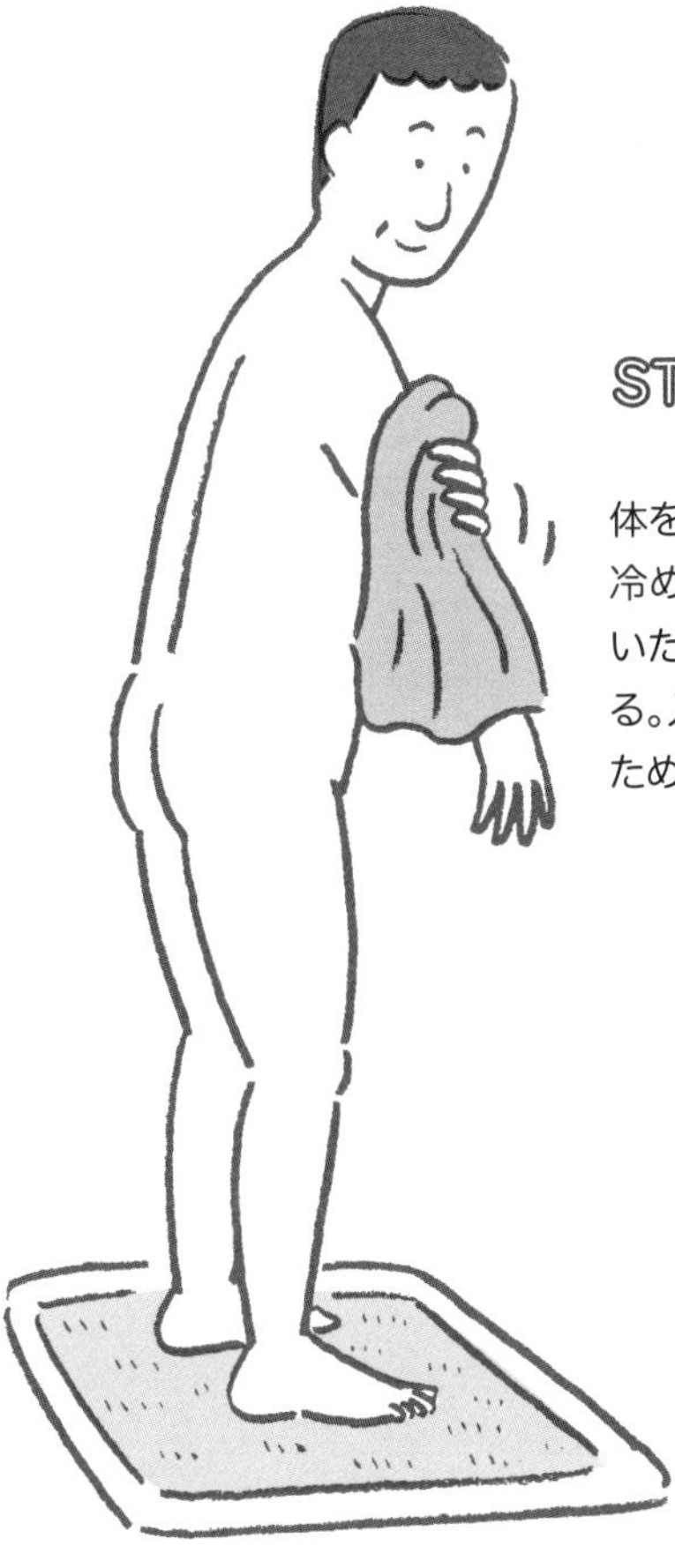

STEP 5 体をよく拭いて水分補給をする

体をよく拭かないままパジャマを着ると、湯冷めして血圧が上がる。入浴後は暖めておいた脱衣所で、体の水分をしっかり拭き取る。入浴中には汗をかいて水分が失われるため、水分補給も忘れずに。

先生、教えて!

入浴剤は使ってもよい?

一番風呂のさら湯は、皮膚への刺激が強く、血圧が上がりやすくなります。入浴剤は湯あたりをやわらかくする効果が期待できるので、好きな香りのものを使うのもよいでしょう。

トイレの「いきみ」や「我慢」は禁物

便秘によるいきみは トイレでの虚血発作を招く

日本では、トイレで心筋梗塞の発作が起こることが多いといわれています。

理由の1つは、排便のときのいきみです。**いきむときは息を止めるので、血圧が急上昇する**のです。排便姿勢の工夫が、いきみを防ぐことにつながります（→左ページ図）。便秘の人はいきむ時間が長くなるため、食生活の改善や運動で便秘を解消することも大切です。

また、冬は居室との温度差が大きいことも、発作の引き金になります。トイレの中を小さな暖房器具で暖めておくのが理想的です。難しければ便座だけでも温めておきましょう。

最近は減ってきましたが、和式トイレは洋式トイレより血圧が上がりやすく、注意が必要です。しゃがむとおなかが圧迫されるため、長時間いきんだときに、より血圧が上がりやすくなるからです。

便秘を防ぐポイント

1 食物繊維や発酵食品を積極的にとる

野菜やきのこ、海藻などに豊富な食物繊維と、ヨーグルトや納豆などの発酵食品は、腸内の善玉菌を活性化させたり、便を軟らかくして便通を促す効果が期待できる。

2 有酸素運動をする

腸はリズミカルに収縮することで、排便を促す。これをぜん動運動という。有酸素運動によって腸を刺激することで、ぜん動運動を活発にすることができる。

いきみすぎを防ぐ排便姿勢

かかとを上げ、前傾姿勢をとると、直腸と肛門がまっすぐになるため、便が出やすくなる。また、腹圧がかかりやすいので、いきまなくても排便がスムーズに。

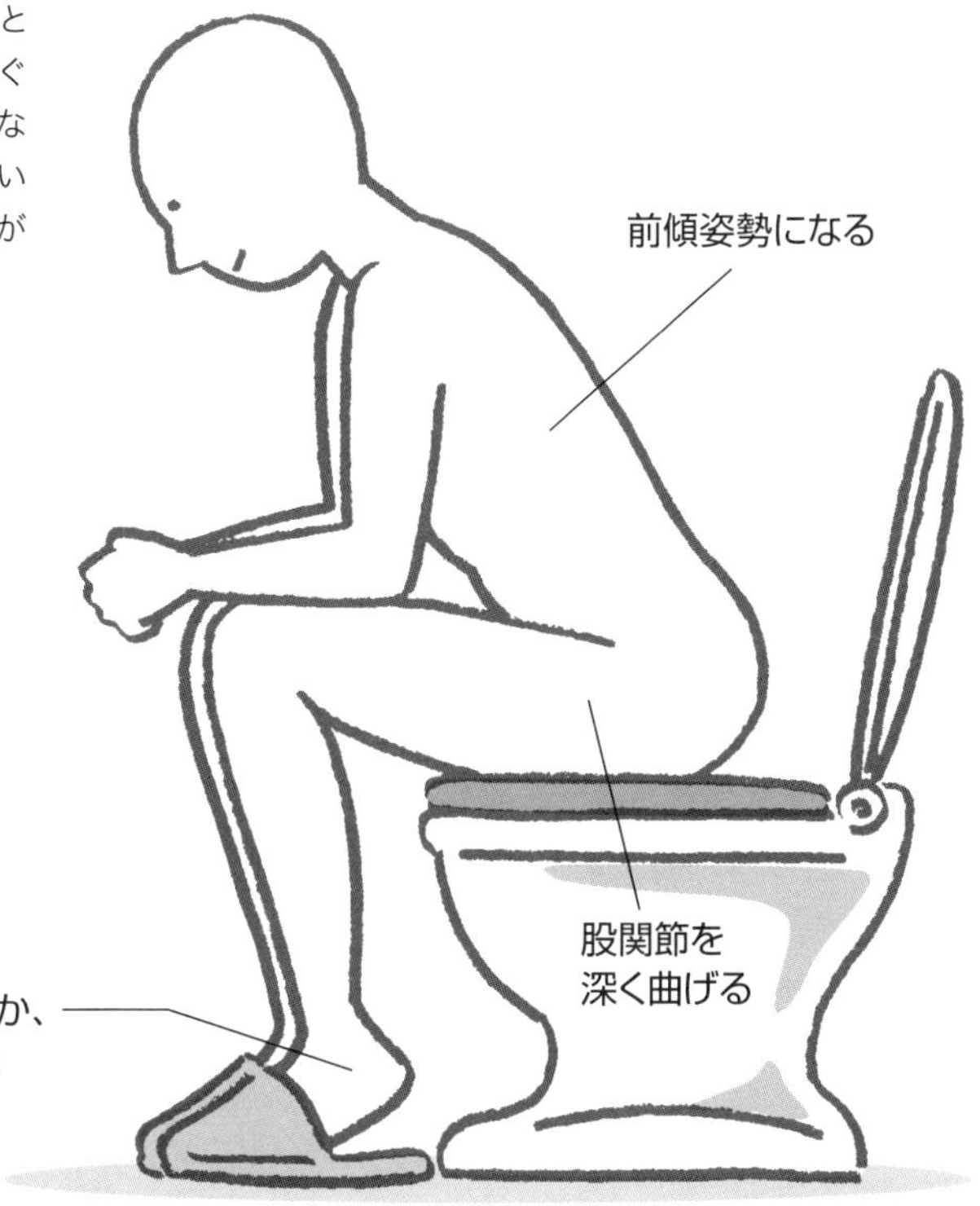
前傾姿勢になる
股関節を
深く曲げる
かかとを上げるか、
足を台にのせる

尿意を我慢すると血圧が上がる

便秘だけでなく、排尿のタイミングにも注意が必要です。尿意を我慢すると、尿がたまって膀胱が膨らみます、すると、膀胱の壁に緊張が起き、膀胱反射という作用によって血圧が上がります。

長時間の移動時や就寝前には、その時点で尿意が強くなくても、トイレを済ませておくと安心です。

また、限界まで尿をため込んでから排尿すると、今度は血圧が急激に下がります。ひどいときには、失神してしまうこともあります。通常でも、排尿後は血圧が下がりますから、**立ちくらみを防ぐため、便座からゆっくり立ち上がる**習慣をつけましょう。

こまめにストレスを解消する

過度なストレスは心臓の負担になる

寒さや暑さなどの刺激は肉体的なストレスですが、**精神的なストレスも血圧の上昇に大きく影響**します。緊張したり興奮したりすると、交感神経が活発になります。交感神経には血管を収縮させたり心拍数を増やしたりする働きがあるため、血圧が上がるのです。

自律神経には交感神経と副交感神経がありますが、どちらかに偏りすぎると、血糖値やコレステロール値も上がりやすくなります。

過度なストレスが続くと、動脈硬化を進行させたり、心臓への負担を大きくしたりして、狭心症や心筋梗塞のリスクが高くなります。

ストレスを感じる場面や感じ方は人それぞれですが、会議でプレゼンするとき、営業先で初対面の人と話すとき、家族と口論になったときなど、職場でも家庭でも対人関係がストレスの原因となっていることが多いようです。

また、地震や風水害などの自然災害も、大きなストレスとなります。実際に、大きな震災の被災者は血圧が上がりやすく、心筋梗塞などによる突然死も多くなることがわかっています。

心身がリラックスするストレス解消法を見つける

ストレスのまったくない生活を送ることはできません。また、適度なストレスは、自らを奮い立たせる活力にもなるため、まったくないのもよくありません。

そこで、**ストレスを感じたら意識的に、こまめに解消することが大切**です。限界まで我慢してしまうと、うつ病など心の健康を損ねる原因にもなります。解消法は、旅行でも趣味でも自分が楽しい、気分転換になると感じることなら、どんなことでも構いません。

ストレスを解消するアイデア

腹式呼吸をする

ヨガやストレッチをする

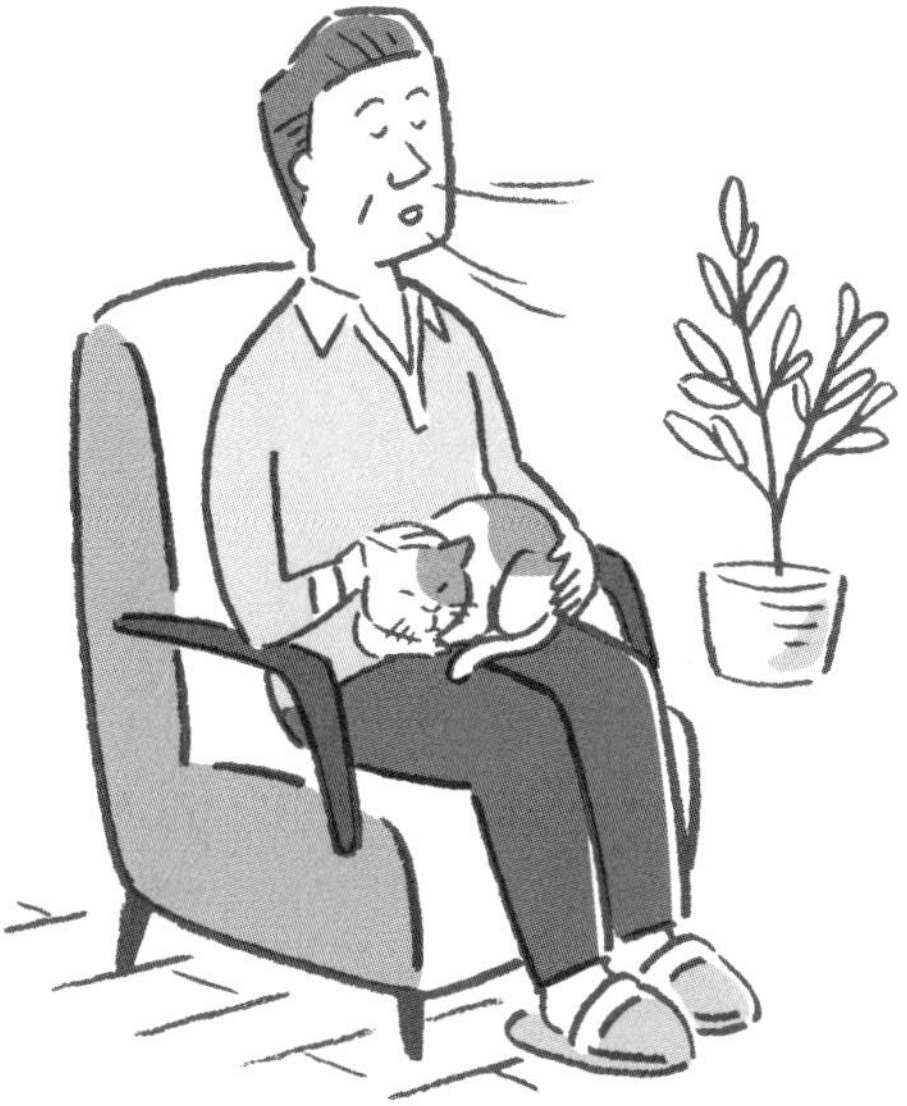

自然の中を散歩する

ペットと触れ合う

嫌なできごとを日記に書き出す

友人とおしゃべりする

旅行する

趣味に没頭する

買い物を楽しむ

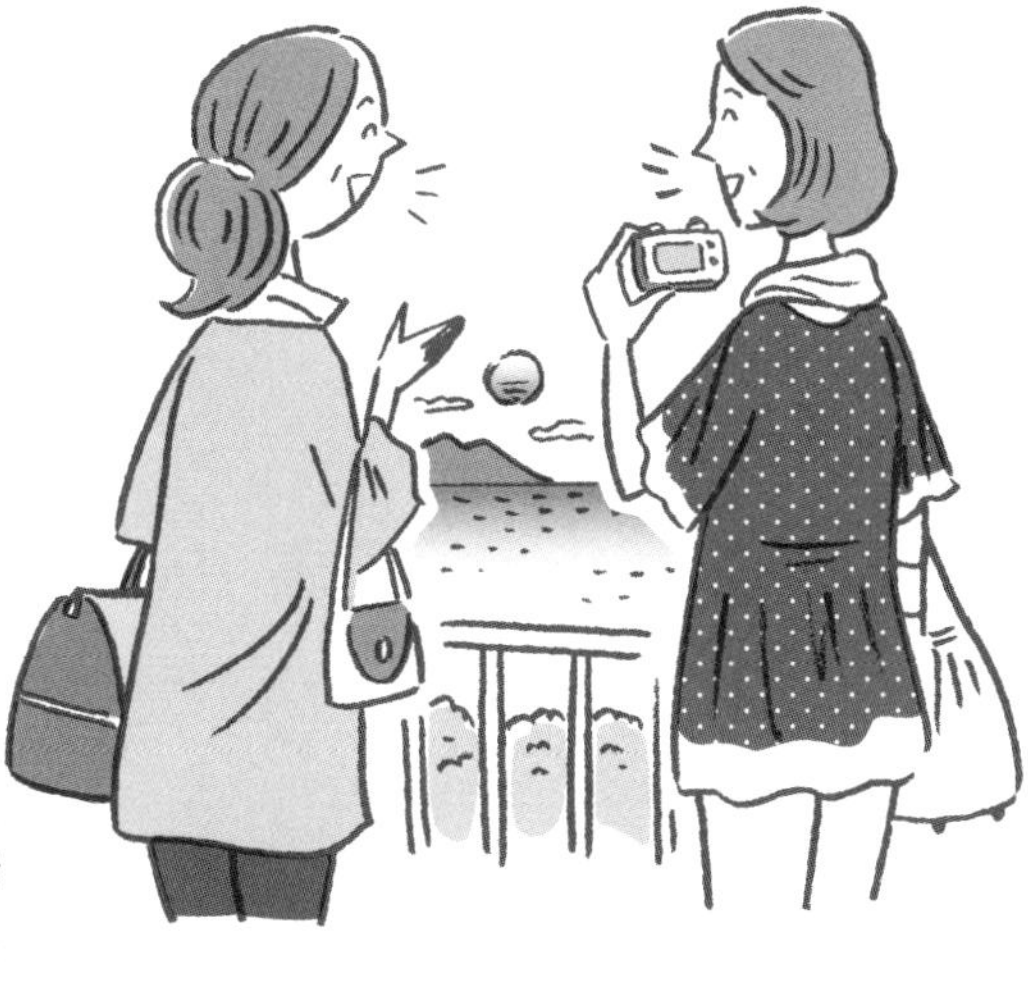

「家庭内でストレスを感じているときは、友人と出かける」「対人関係に疲れたときは、１人の時間をつくる」といったように、ストレスの原因と距離をおくとよい。

歯周病を防いで炎症を抑える

歯周病による炎症は全身へ悪影響を及ぼす

歯周病は、口内細菌によって歯ぐきが炎症を起こす病気です。進行すると歯の土台となる骨が溶けて、歯が抜ける原因にもなります。

しかし、歯周病は口の中にとどまらず、全身へさまざまな悪影響を及ぼしている事実が次々とわかってきて、近年注目を集めています。

アメリカの医学雑誌で発表された研究では、60歳未満で歯を支える骨が溶けるほど重症の歯周病がある人は、そうでない人より心筋梗塞の発症率が2・4倍も高くなるというデータが示されました。

歯周病によって発生する炎症物質は、血流に乗って全身に回り、心臓の冠動脈にも影響して動脈硬化を進行させるのではないかと考えられています。

また、重度の歯周病があると、血糖コントロールが難しくなり、糖尿病が悪化しやすいこともわかっています。これは、炎症反応が続くことによって、インスリンが効きにくくなることが原因といわれています。また、糖尿病の人は免疫力が低下し、歯周病になりやすいという相互関係があります。

糖尿病は動脈硬化を進めるため、この点でも、狭心症・心筋梗塞のリスクを高めるといえます。

毎日の歯みがきで歯周病は予防・改善できる

歯周病の原因は、食べかすや歯垢《しこう》(歯周病菌のかたまり)がたまって、口内に細菌が繁殖することです。特に歯垢のたまりやすい歯と歯ぐきの境目や、歯間を念入りにみがき、歯周病を予防しましょう。

また、歯垢は時間がたつと、石灰化して歯石になります。こうなると、歯ブラシでは取ることができないため、歯科で除去してもらう必要があります。

歯周病を防ぐ歯みがきの方法

STEP 1

軽い力で歯ブラシを小刻みに動かす

歯ブラシの毛は柔らかめがおすすめ。歯の表面や歯ぐきを傷つけないように、歯ブラシは軽い力で動かす。1～2本ずつみがき、1か所につき20～30回ずつ小刻みに動かすと、みがき残しを防げる。歯と歯ぐきの間は特に歯垢がたまりやすいため、右のイラストのように45度の角度にブラシをあて、重点的にみがく。

歯と歯ぐきの境目のみがき方

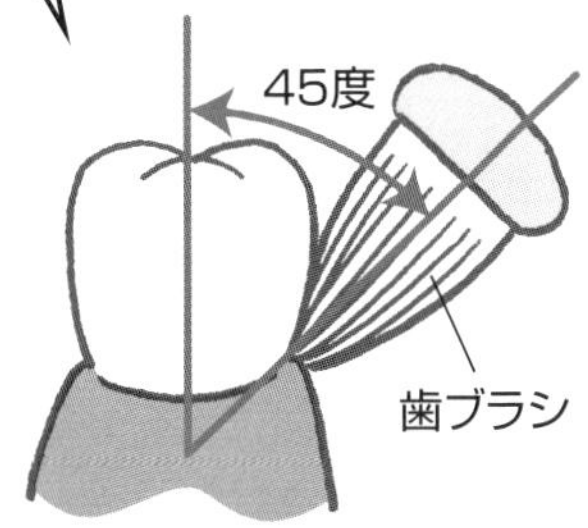

STEP 2

歯間ブラシやフロスを使って歯と歯の間の歯垢をとる

歯間は歯ブラシではみがきにくいため、歯間ブラシやフロスなどのグッズを活用する。歯周病菌は睡眠中に繁殖しやすいので、就寝前のセルフケアには、欠かせない。
歯間が狭いところは、無理に歯間ブラシを通そうとすると傷つくので、フロスを使う。

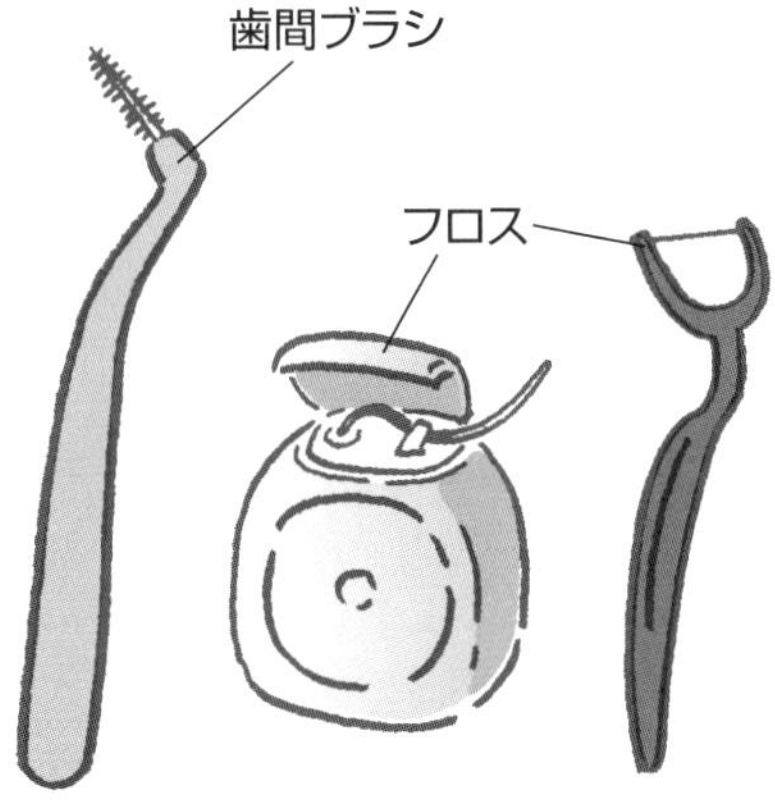

- 歯と歯の間が広いところ→歯間ブラシを使う
- 歯と歯の間が狭いところ→フロスを使う

ストレスや喫煙も歯周病の大きなリスク

過度のストレスやたばこ、睡眠不足などの生活習慣は免疫機能を低下させ、歯周病菌が増殖しやすくなります。歯みがきで歯垢を取り除くとともに、これらの生活習慣も改善することが大切です。

質のよい睡眠を6時間以上とる

睡眠中は血管のメンテナンスタイム

1日の中で、最も血圧が低く安定しているのは、睡眠中です。ただ横になるだけでも、立っているときより血圧が低くなります。

睡眠のメリットはこれだけではありません。日中、ストレスなどで血圧が上がると血管はダメージを受けますが、**睡眠中に分泌される成長ホルモンには、血管の傷を修復する働き**があります。

また、夜間は副交感神経が活発になるため、血圧や心拍数が下がり、心臓への負担が軽くなります。

さらに、睡眠ホルモンといわれる**メラトニンは、血糖値を下げる作用**があり、動脈硬化を進める高血糖の改善効果が期待できます。

血管の健康を保つには、睡眠が欠かせないのです。睡眠時間の短い人ほど、高血圧や糖尿病、肥満が多いというデータもあります。

一般的には、6～8時間が推奨されています。ただ、必要とする時間には個人差があるため、〝すっきり眠れた〟という感覚があれば、問題ありません。

高齢になるほど、必要な睡眠時間は短くて済むようになる傾向があります。

就寝前の行動や寝室の工夫で快眠に

睡眠は、時間だけでなく質も大切。それには、眠気をもたらす**メラトニンの分泌を促す**のがカギです。メラトニンは、朝日を浴びると体内時計がリセットされ、その14～16時間後に分泌されるしくみになっています。起床後はカーテンを開け、分泌リズムを整えましょう。

また、寝室を真っ暗にすると、睡眠中にもメラトニンが分泌されやすくなります。窓から外の明かりが入るのを防ぐため、遮光カーテンを使うのがおすすめです。

睡眠の質を高める工夫

就寝前に避けたほうがよいもの

アルコールやカフェイン

寝酒をすると眠りが浅くなるため避ける。コーヒーや紅茶、緑茶に含まれるカフェインには覚醒作用があるため、就寝前には飲まない。

就寝直前の食事

食事のあとは消化のために胃腸が働き、深部体温が上がる。深部体温が高いと寝つきが悪くなる。就寝の3時間前までに食事を済ませるのが理想的。

ブルーライト

スマートフォンやタブレット端末の液晶画面から発せられるブルーライトは、メラトニンの分泌を妨げるため、就寝の1時間前には使用を中止する。

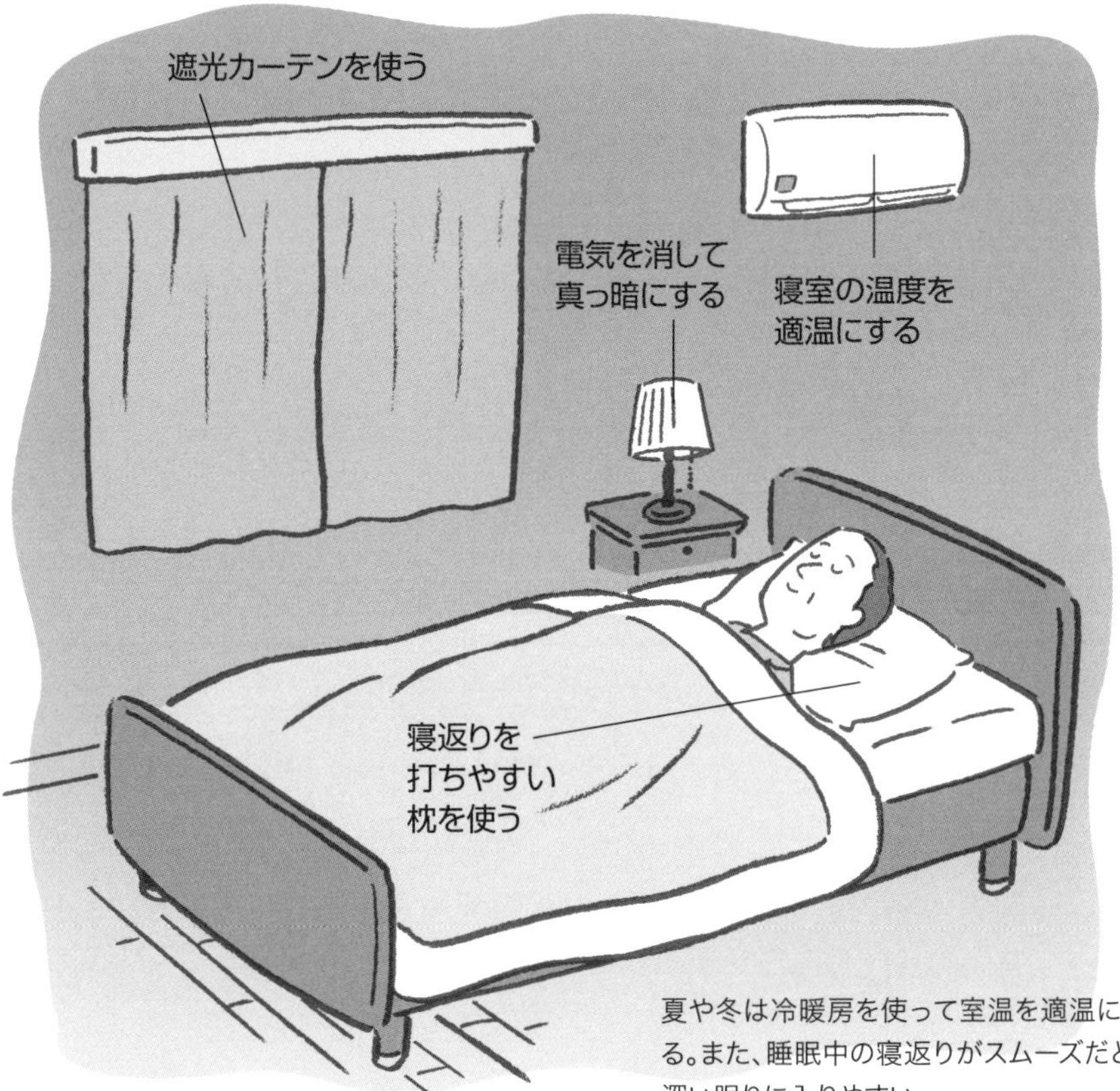
遮光カーテンを使う
電気を消して
真っ暗にする
寝室の温度を
適温にする
寝返りを
打ちやすい
枕を使う

夏や冬は冷暖房を使って室温を適温にする。また、睡眠中の寝返りがスムーズだと、深い眠りに入りやすい。

●監修

上妻 謙（こうづま・けん）

帝京大学医学部内科（循環器グループ）教授
帝京大学医学部附属病院循環器センター長

1991年東北大学医学部卒業。三井記念病院循環器内科を経て、1999年オランダのエラスムス大学トラックスセンターに留学。冠動脈インターベンション、特に薬剤溶出性ステントについて臨床研究、データ解析を行い、オランダでの研究成果を日本に持ち帰るべく尽力。2013年より帝京大学医学部内科（循環器グループ）教授。専門は心臓の病気の診断、治療。

内科医、外科医をはじめ、それぞれの分野の専門家が情報を共有し、患者さんに高度な医療を提供する「チーム医療」に取り組んでいる。日本内科学会総合内科専門医、日本循環器学会循環器専門医、日本心血管インターベンション治療学会専門医、日本内科学会認定内科医、臨床研修指導医。

参考文献

「虚血性心疾患の一次予防ガイドライン（2012年改訂版）」
「冠攣縮性狭心症の診断と治療に関するガイドライン（2013年改訂版）」
「ST上昇型急性心筋梗塞の診療に関するガイドライン（2013年改訂版）」
「心筋梗塞二次予防に関するガイドライン（2011年改訂版）」
「NHKきょうの健康」（NHK出版）
『狭心症・心筋梗塞 発作を防いで命を守る』三田村秀雄監修（講談社）
公益財団法人 日本心臓財団 ホームページ
特定非営利活動法人 日本心臓リハビリテーション学会 ホームページ
国立循環器病研究センター ホームページ

スタッフ

カバーデザイン／杉原瑞枝
カバーイラスト／matsu（マツモト ナオコ）
本文デザイン& DTP／高橋芳枝（高橋デザイン事務所）
本文イラスト／中村知史
校正／渡邉郁夫
編集協力／オフィス201（狩谷恵子）
編集担当／黒坂 潔

最新医学図解
詳しくわかる狭心症・心筋梗塞の治療と安心生活

監　修　上妻 謙
編集人　泊出紀子
発行人　倉次辰男
発行所　株式会社 主婦と生活社
〒104-8357
東京都中央区京橋3-5-7
☎03-3563-5129（編集部）
☎03-3563-5121（販売部）
☎03-3563-5125（生産部）
http://www.shufu.co.jp
印刷所　太陽印刷工業株式会社
製本所　小泉製本株式会社

ISBN 978-4-391-15156-5